Kathrin Fuchs

Meine Mutter – meine Pfunde

Kathrin Fuchs

MEINE MUTTER

MEINE PFUNDE

Eßzwänge und Erziehung

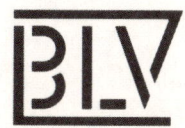

Ärztliches Geleitwort von
Dr. med. Hyla Cass

Die Deutsche Bibliothek –
CIP-Einheitsaufnahme

Fuchs, Kathrin:
Meine Mutter – meine Pfunde: Eßzwänge
und Erziehung / Kathrin Fuchs. [Übers. aus
dem Amerikan.: Ingeborg Andreas-Hoole]. –
München; Wien; Zürich: BLV, 1991
 Einheitssacht.: My mother made me do it
 〈dt.〉
 ISBN 3-405-14162-1

BLV Verlagsgesellschaft mbH
München Wien Zürich

8000 München 40

Titel der amerikanischen Originalausgabe:
Nan Kathryn Fuchs: *My Mother Made Me
Do It. How Your Mother Influenced Your
Eating Patterns – And How You Can
Change Them.*
Erschienen bei Lowell House,
Los Angeles, USA

© 1989 RGA Publishing Group, Inc., und
Nan Kathryn Fuchs

Deutschsprachige Ausgabe:
© 1991 BLV Verlagsgesellschaft mbH,
München

Das Werk einschließlich aller seiner Teile
ist urheberrechtlich geschützt. Jede
Verwertung außerhalb der engen Grenzen
des Urheberrechtsgesetzes ist ohne
Zustimmung des Verlages unzulässig und
strafbar. Das gilt insbesondere für
Vervielfältigungen, Übersetzungen,
Mikroverfilmungen und die Einspeicherung
und Verarbeitung in elektronischen
Systemen.

Übersetzung aus dem Amerikanischen:
Ingeborg Andreas-Hoole
Lektorat: Inken Kloppenburg
Verlags-Service, München
Herstellung: Sylvia Hoffmann
Einbandgestaltung: KMS Graphic,
München

Gesamtherstellung: F. Pustet, Regensburg

Printed in Germany · ISBN 3-405-14162-1

Mein Dank

Zu großem Dank verpflichtet bin ich meiner Freundin und Lektorin, die mich so
lange bearbeitete, bis ich mich zu einem
weiteren Buch bereit erklärte, und die wesentlich an seinem Inhalt mitgewirkt hat;
ebenso einer anderen Freundin, deren Zuneigung, bedingungslose Unterstützung und
hervorragende Kochkünste es mir erlaubt
haben, bis in die Nacht hinein zu arbeiten
und mich trotzdem gesund zu ernähren.
Ein herzliches Dankeschön an jede Frau,
mit der ich Gespräche geführt habe, sowie
an die Frauen aus meiner Praxis, die mich
mit großer Offenheit an ihren Problemen
teilhaben ließen und mein Wissen über Eßzwänge erweiterten.
Kein Buch wird von einem einzigen Autor
geschrieben. Etliche Personen haben mit
ihrer selbstlosen Bereitschaft zur Mithilfe
viel zu diesem Buch beigetragen, ihre Ehr-
lichkeit und Hilfsbereitschaft war gepaart
mit kritischem Sachverstand. Ich danke
auch allen anderen Fachleuten und Medizi-
nern, die frühe Manuskriptfassungen lasen,
Gespräche mit mir führten und zur Endfas-
sung beigetragen haben. Herzlichen Dank
denjenigen, die mir die Angst vor Compu-
tern genommen und mir geholfen haben,
meine »Bestie« zu einem willigen Helfer zu
zähmen. Dank auch an meinen Bruder, der
ebenfalls weiß, was es bedeutet, ein zwang-
hafter Esser zu sein; und ganz besonders an
meine Mutter, die mir das Beste von allem
gab, was sie hatte, und die immer bereit
war, Neues dazuzulernen.

K. Fuchs

Inhalt

Geleitwort

Ein beträchtlicher Teil meiner Arbeit in meiner psychiatrischen Praxis besteht in der Aufklärung der Patienten, welch große Rolle die Ernährung für die psychische und körperliche Gesundheit spielt. Kathrin Fuchs legt dazu ein einfühlsam geschriebenes, fundiertes Buch über Ursprünge und Behandlung von Eßstörungen vor, wobei sowohl psychologische wie physiologische Aspekte berücksichtigt werden. Ich arbeite überwiegend mit denselben Größen: Familiendynamik, psychische Dimensionen von Eßstörungen sowie körperliche Ursachen, zu denen Hypoglykämie, Empfindlichkeiten gegenüber bestimmten Nahrungsmitteln oder andere Stoffwechselstörungen zählen.

Nahrung ist das erste und beständigste greifbare Bindeglied zwischen Mutter und Kind. Rasch stellen wir eine enge Verbindung zwischen Essen und Liebe her. Essen ist oft genug der Schauplatz, auf dem die schmerzhaften Gefühle und Konflikte, die mit Liebe und Beziehungen zu tun haben, ausgelebt werden. Zahllose unglückliche, übergewichtige Frauen haben in meinem Sprechzimmer gesessen und rechtfertigten sich gequält und resigniert mit immer demselben Satz: »Meine Mutter ist schuld.« Dem kann ich zustimmen – bis zu einem gewissen Punkt.

»Ja, Ihre Mutter hatte einen starken Einfluß auf die Formung Ihrer Persönlichkeit und Ihrer Gewohnheiten. Sie hat aber auch so gut für Sie gesorgt, wie sie eben konnte. Heute sind Sie erwachsen und können so mit sich umgehen, wie Sie es gern möchten. Es steht in Ihrer Macht, selbst alles für sich zu tun, was Ihre Mutter nicht für Sie tun konnte.«

Wenn Sie sich selbst »bemuttern« möchten, brauchen Sie Einsicht, Nachsicht – sowohl mit Ihrer Mutter als auch mit sich selbst – und bestimmte Techniken, um Ihre seelischen und körperlichen Bedürfnisse herauszufinden und umzusetzen. Bei alledem unterstützt Sie das vorliegende Buch.

Neue wissenschaftliche Forschungen haben die enge Verbindung zwischen Geist und Körper nachgewiesen. Bewußte wie unbewußte Gedanken können krank machen oder das Wohlbefinden fördern. Umgekehrt kann eine körperliche Störung verschiedene psychische und emotionale Probleme verursachen.

Kathrin Fuchs bringt die physiologischen und psychologischen Gründe ans Licht, warum so viele Frauen an Eßstörungen leiden. Ihr Buch handelt von Essen und Eßgewohnheiten, aber auch von dem weit umfassenderen Gebiet der Beziehungen, für die Liebe der Einsatz und Essen das Symbol ist. Die Autorin geht darauf ein, wie Mütter unbewußt verwirrende und folgenschwere Botschaften über die Rolle des Essens an ihre Töchter weitergeben, wenn sie ihr Kind mit Essen belohnen oder mit Essensentzug bestrafen. Dabei wird deutlich gemacht, daß die Mütter keine Schuld tragen, sondern vielmehr selbst Opfer ihrer eigenen Kindheitserfahrungen sind. Und Kathrin Fuchs bietet praktische Lösungen an, um diese verhängnisvolle Kette zwischen den Generationen zu sprengen. Sie zeigt auch, wie wir das Kind in uns Erwachsenen heilen können, das immer noch recht lebendig ist.

Beispiele aus ihrer Praxis führen das Einfühlungsvermögen im Umgang mit ihren Patienten vor Augen, denen sie nicht nur guten Rat, sondern auch Liebe gibt. Die konkreten Übungen, die viele Kapitel begleiten, versetzen die Leserin/den Leser in die Lage, das Selbsthilfeprogramm nachzuvollziehen. Kathrin Fuchs nimmt der Leserin/dem Leser die Verantwortung für die eigene Person nicht ab, gibt aber sanfte Unterstützung und Orientierungshilfe. Dies ist Fürsorge von ihrer besten Seite.

Das Buch ist mehr als eine ausgezeichnete Zusammenstellung informativer Fakten über Eßstörungen. Es ist ein kluges, liebevolles, inspirierendes Zwiegespräch. Wenn Liebe alle Wunden heilt, dann ist dieses Buch das beste Heilmittel.

Dr. med. Hyla Cass

Zu diesem Buch

Dieses Buch ist allen Müttern und Töchtern gewidmet.

Als ich mit der Arbeit begann, habe ich mich gefragt: Warum ich? Warum schreibt nicht ein Psychotherapeut dieses Buch über Eßstörungen? Mehrere Therapeuten haben bereits Bücher zu diesem speziellen Thema verfaßt, schafften es aber nicht, wie ich feststellte, psychologische und ernährungswissenschaftliche Ansätze miteinander zu verbinden. Viele meiner Patientinnen mit Eßstörungen waren bereits in therapeutischer Behandlung, als sie zu mir kamen. Sie suchten nach dem fehlenden Puzzleteil, das sie endlich in die Lage versetzen würde, aus dem Teufelskreis von Eßzwang und Schuldgefühlen auszubrechen.

Dieses Buch spiegelt zum Teil meine berufliche Praxis und Arbeitsmethode mit eßgestörten Patientinnen: Auf der einen Seite steht das Verständnis für das zwanghafte Eßverhalten, andererseits stelle ich den individuellen Nährstoffbedarf meiner Patientinnen fest. Viele Eßstörungen haben einen kulturellen Hintergrund: Sie entstehen in der Kindheit als Kopie der Gewohnheiten unserer Mütter, Tanten, Großmütter oder der anderen Frauen, die uns großgezogen haben. Wieviel psychisches Elend wird erzeugt, weil wir Essen für ein Dutzend verschiedener Ziele mißbrauchen, die nichts mehr mit seinem ursprünglichen Zweck zu tun haben, nämlich uns zu ernähren! Der Mechanismus Gewichtszunahme – Schuldgefühle – geringes Selbstwertgefühl – gesundheitliche Probleme wird in vielen Familien von der Mutter an die Tochter weitergereicht.

Eine sehr große Zahl der ratsuchenden Frauen stammt aus Familien, in denen Mütter ihren Töchtern nicht das Kochen beigebracht haben, weil sie selbst wenig Ahnung davon hatten oder weil sie keine Zeit oder kein Interesse dafür aufbrachten. Als Erwachsene merken diese Töchter, daß ihnen grundlegende Fähigkeiten zur Selbstversorgung fehlen. Sie decken ihren Bedarf zum großen Teil durch Gerichte zum Mitnehmen, Restaurantmahlzeiten und tiefgefrorene Fertiggerichte, die oft zuviel Zucker, Fett und Salz enthalten. Wenn diese Frauen nicht kochen lernen, bringen sie ihren eigenen Töchtern wiederum diese schädliche Ernährungsweise bei. Als Ernährungsberaterin kann ich viele falsche Vorstellungen von Ernährung ausräumen. Außerdem empfehle ich diesen Frauen, sich Bücher zu kaufen, aus denen sie Grundlegendes über die Zubereitung gesunder, schmackhafter Mahlzeiten lernen können (siehe auch *Weiterführende Literatur,* Seite 182).

Wie die Frauen in den Fallgeschichten und die Patientinnen in meiner Praxis stand auch ich in meiner Kindheit unter Eßzwang. Meine Geschichte taucht deshalb in diesem Buch immer wieder auf. Am meisten überraschte mich beim Sammeln des Materials, wie sehr ich mich in den Erzählungen anderer Frauen wiederfand. Wahrscheinlich werden auch Sie sich hier und da porträtiert sehen.

Haben Sie eine Tochter? Dann hört Ihre Geschichte nicht bei Ihnen auf. Die Gefahr ist groß, daß Sie Ihre eigenen Eßzwänge an Ihre Kinder weitergeben und damit ein Verhaltensmuster fortsetzen, das Ihre Familie möglicherweise schon seit Generationen prägt. Ihre persönlichen Schwierigkeiten und Probleme werden von Ihren Kindern leichter »erlernt« als Fähigkeiten wie Schleifebinden oder Knöpfeschließen, denn Kinder sind scharfe Beobachter, die unser Handeln nachahmen. Mit Bewußtheit, Liebe und ausdauerndem Engagement können Sie diese Gewohnheiten durchbrechen und sich selbst, Ihre Kinder und Generationen künftiger Frauen davon befreien.

Ich weiß, daß ich meinen Beruf gewählt habe, um meine eigenen gesundheitlichen Probleme zu lösen, die aus jahrelangem zwanghaftem Essen und dem Mißbrauch von Nahrung entstanden sind. Als Jugendliche litt ich an Allergien, unstillbarer Gier nach bestimmten Nahrungsmitteln und niedrigem Blutzuckerspiegel. Selbst als ich mich mit diesen Erkrankungen auseinandersetzte und einige Symptome ausschalten konnte, wurde ich erst dann zu der vitalen, gesunden Frau von heute, als ich mich von meinen Eßzwängen befreien konnte. Hätte ich Kinder gehabt und mein Eßverhalten nicht geändert, hätte ich es sicher an sie weitergegeben.

Der schwerwiegendste Grund für mein unkontrolliertes Essen war wahrscheinlich das Gefühl, daß in meinem Leben die Liebe fehlte. Ich fühlte mich ungeliebt und nicht liebenswert. Schließlich bekam ich mehrere Chancen, mich anders zu sehen, sowohl mit meinen eigenen Augen als auch durch die Augen anderer, und ich entdeckte eine Liebe in mir, die ich nie hatte ausdrücken können.

Einen Teil dieser Liebe gebe ich meinen Patientinnen. Wir sprechen nicht nur über Ernährung, sondern auch über die Liebe zu sich selbst und wie man sie findet. Ich bin keine Psychologin, aber wenn ich ruhig bei meinen Patientinnen sitze und meine Zuneigung mit ihnen teile, können wir angstfrei und ohne erhobenen Zeigefinger über das Thema Essen reden. Liebe verwandelt uns, und wenn Wissen dazukommt – zum Beispiel das Verständnis von den Ursachen für Eßzwänge und was getan werden kann, um sie zu korrigieren –, kann die Verwandlung dramatisch sein.

Es gibt Bücher über Eßstörungen, die von Therapeuten allein aus psychologischer Sicht geschrieben wurden; andere stammen von klugen Frauen, die ihre Leserinnen an den Lösungen ihres persönlichen Problems teilhaben lassen. Dieses Buch bietet mehrere Ansätze: Informationen über gesunde Ernährung, die Korrektur von Stoffwechselstörungen und die Auseinandersetzung mit den Wurzeln Ihrer Eßzwänge werden Ihnen genügend Einsichten vermitteln, um die psychologischen wie medizinischen Lösungen zu finden, die speziell bei Ihnen greifen. Dieses Buch mußte von einer Ernährungsspezialistin geschrieben werden. Ich hoffe, daß es Ihnen neue Perspektiven eröffnet, Sie Ihrer Heilung näherbringt und es Ihnen ermöglicht, aus den in Ihrer Familie überlieferten Eßzwängen auszubrechen.

Wie dieses Buch Ihnen helfen wird

Da dieses Buch von einer ganzen Reihe verschiedener emotionaler Aspekte handelt, möchten Sie sich vielleicht zuerst einmal näher mit den Themen beschäftigen, die Ihnen am tiefsten unter die Haut gehen. Suchen Sie sich deshalb ein Kapitel aus, dessen Überschrift Sie unmittelbar anspricht, anstatt das Buch von vorn bis hinten durchzulesen.

Der erste Teil reißt die Probleme kurz an; spätere Kapitel loten sie tiefer aus und bieten etliche Lösungsvorschläge. Der erste Teil macht Sie zudem mit verschiedenen Techniken der Selbsthilfe vertraut, unter anderem mit der Technik der positiven Affirmation, einer der erfolgreichsten Methoden, um Psyche und Gefühle umzustimmen. Auch die Meditation wird einbezogen, nicht als religiöse oder spirituelle Übung, sondern als Technik, die Sie lehrt, auf Ihren Körper zu hören. Sie werden darüber hinaus erfahren, wie wichtig es ist, allmählich ein gewisses Pensum körperlicher Bewegung in Ihren Alltag einzubringen: Das zähmt den Appetit, Sie werden sich wohler fühlen und merken, was Ihr Körper alles kann.

Im zweiten Teil des Buches können Sie dann die Theorie in die Praxis umsetzen und mit konkreten Übungen arbeiten. Manche Übungen lassen Sie auf Gefühle stoßen, die Sie bisher vielleicht nicht beachtet oder verarbeitet haben. Andere werfen Fragen auf, die Sie beantworten, oder machen Vorschläge, die Sie befolgen sollten, etwa einen Brief an Ihre Mutter zu schreiben oder ein selbst erdachtes Gespräch zwischen Ihnen und Ihrer Mutter zu notieren, damit Sie Ihre alte Wut und Verbitterung ausräumen können. Das alles hilft Ihnen zu verstehen, wie, wo und warum Ihre Eßzwänge ihren Anfang nahmen. Weitere Übungen werden Ihnen zeigen, wie Sie die Nahrungsmittel, die Sie zum Erreichen Ihrer vollen Gesundheit, Ihrer Vitalität und Ihres Normalgewichts brauchen, in der richtigen Menge auswählen. Wieder andere Übungen werden Sie dabei unterstützen, Ihrer Tochter genauso zu helfen wie sich selbst.

Anfangs können Sie diese praktischen Übungen eventuell überspringen, aber Sie sollten wissen, daß Sie sehr viel mehr davon haben, wenn Sie sie durcharbeiten, als wenn Sie sich nur theoretisch Ihrer familienbedingten Verhaltensmuster bewußt werden. Bewußtheit ist der erste Schritt, aber nicht der einzige.

Ein Notizbuch ist ein wichtiges Handwerkszeug für die Durchführung dieser Übungen und für sonstige Aufzeichnungen, die Sie festhalten wollen. Vielleicht schreiben Sie auch manche Abschnitte dieses Buches, die Sie besonders ansprechen, ab, um später darüber weiter nachzudenken. Sie können Ihr Notizbuch auch dazu benutzen, Rezepte und Speisepläne zu sammeln, mit denen Sie Ihre Mahlzeiten neu planen. So schaffen Sie sich einen persönlichen Helfer bei der Veränderung von Verhaltensmustern, die Sie nicht länger hinnehmen wollen.

Der zweite Teil führt Sie auch in die Ursachen einer Reihe verschiedener Eßprobleme ein. Er zeigt die enge Verkettung von Essen und Liebe, die uns schon als Baby in Fleisch und Blut überging, und forscht den weiteren Bedeutungen nach, die Nahrung für den Heranwachsenden annehmen kann.

Der dritte Teil des Buches behandelt die psychischen Zusammenhänge unserer Eßzwänge. Jedes Kapitel enthält kleine Berichte aus dem Leben von Frauen, die ihr ganz persönliches Eßproblem überwunden haben und weiter daran arbeiten. Diese Berichte enthüllen verschiedene Gründe, warum wir zuviel oder das Falsche essen. Manche Menschen, ich zum Beispiel, waren noch nie richtig hungrig und essen rein aus Gewohnheit. Für andere war Essen eine Belohnung, ein Ersatz für den Ausdruck von Gefühlen, eine Art, ihre Liebe zu zeigen, oder eine Methode, um sich Anerkennung zu holen. Es gibt die verschiedensten psychologischen

Gründe, um zuviel zu essen, die verschiedensten Szenarios, die wir Tag für Tag durchspielen – und die Lösung dafür.

Es genügt nicht, genau auf den Hunger zu achten, wenn Sie essen, um Ihren seelischen Schmerz abzutöten. Sie müssen verstehen, wo Ihr Eßverhalten seinen Ursprung nahm, verstehen, daß es keine sinnvolle Reaktion ist, und dann andere Möglichkeiten finden, mit Ihrem Schmerz und Zorn umzugehen. Es reicht nicht, die Portionen auf Ihrem Teller zu verkleinern und sich zum Maßhalten zu zwingen, wenn Sie durch große Essensmengen einst Ihre Mutter zufriedenstellen konnten und heute noch jeden zufriedenstellen möchten, der Ihnen Essen anbietet. Erst einmal müssen Sie erkennen, wie und warum Sie Essen zur Selbstbestätigung benutzen. Zweitens müssen Sie Bestätigung in sich selbst finden, eine Bestätigung, die nichts mit Essen zu tun hat; sie müssen neue Verhaltensmuster in Ihrem Leben verankern. Dann erst besitzen Sie die innere Freiheit, kleinere Portionen zu essen und das auch anderen zuzugestehen.

Es gibt nicht nur einen einzigen Grund, warum wir zuviel essen, oder einen einzigen Weg, unser Verhalten zu ändern. Bestünde die allein seligmachende Lösung in der Liebe und im Annehmen unserer eigenen Person, könnten Frauen mit Stoffwechselstörungen ihr Eßverhalten durch eine therapeutische Behandlung unter Kontrolle bringen.

Der vierte Teil des Buches geht auf einige der körperlich bedingten Ursachen ein, warum bestimmte Nahrungsmittel einen Eßzwang auslösen oder warum wir überhaupt zuviel essen. Hier erfahren Sie, wie Sie verschiedene Stoffwechselstörungen erkennen und beseitigen können. Dieser Abschnitt enthält wertvolle Informationen für viele Frauen, die beim Anblick von Essen willenlos ihre Waffen strecken. Wenn Sie verstehen, daß Ihr Verhalten nicht unbedingt durch Willensschwäche, sondern zumindest teilweise durch chemische Prozesse bedingt ist, und wenn Sie wissen, wie Sie reagieren müssen, wenn Sie ein unstillbares Verlangen nach Schokolade, Süßigkeiten, Brot oder anderen Nahrungsmitteln überfällt, werden Sie vielleicht endlich dazu in der Lage sein, Ihr Eßverhalten zu ändern.

Mit Hilfe des vierten Teils werden Sie auch unterscheiden lernen, ob bestimmte Eßgelüste bei Ihnen durch Nahrungsmittelallergien oder durch Nährstoffmangel bedingt sind (die Gier nach Schokolade kann zum Beispiel mit Magnesiummangel zusammenhängen). Hier wird auch erklärt, warum Sie vielleicht nach Süßem greifen, wenn Ihr Blutzuckerspiegel etwas zu niedrig ist, und mit welcher Diät Sie ihn wieder ins Lot bringen können.

Alle Kapitel des dritten und vierten Teils enthalten Fallgeschichten von

Frauen, die ich persönlich beraten und befragt habe. Schauen Sie sich diese verschiedenen Familienszenen an: In einer oder mehreren davon werden Sie sich selbst wiedererkennen und sich dann leichter tun, die tieferen psychischen Wurzeln Ihrer Eßprobleme zu verstehen.

Nutzen Sie die Fragen und Vorschläge am Ende jedes Kapitels, um Ihre Vergangenheit und Gegenwart zu erforschen und Ihre Zukunft zu verändern. Reden Sie mit Ihrer Tochter, und teilen Sie Ihre neuen Erkenntnisse mit ihr. Beziehen Sie sie in den Veränderungsprozeß ein, den Sie jetzt in Gang bringen, denn Ihre Tochter ist bereits ein fester Bestandteil Ihrer Verhaltensmuster. Mir hat es nicht geholfen, zu schweigen und meine Probleme abzustreiten, Ihnen wird es genauso wenig helfen, und Ihrer Tochter auch nicht. So werden alte Verhaltensmuster nur noch weiter gefestigt.

Der fünfte Teil enthält mehrere praktische Schritte, mit denen Sie Ihr Problem weiter hinter sich lassen werden. Diese Vorschläge kann jeder umsetzen, welcher Art sein Eßproblem auch immer ist. Als erstes geht es um den Mythos von »guten« und »schlechten« Nahrungsmitteln. Oft meiden wir bestimmte Dinge, weil wir fälschlicherweise glauben, sie schaden uns. Wie Sie sehen werden, gibt es wenig wirklich schädliche Nahrungsmittel; meist sind im konkreten Fall manche Nahrungsmittel einfach »besser« als andere. Wenn Sie klarer sehen, wie bestimmte Nahrungsmittel auf Sie wirken, können Sie sich schließlich einen optimalen, individuellen Ernährungsplan auf den Leib schneidern. Dann sind Sie Ihren körperlich und psychisch bedingten Eßzwängen nicht mehr so hilflos ausgeliefert.

Kulturell bedingt essen wir im Urlaub und an Festtagen anders als üblich. Der fünfte Teil enthält ein Kapitel, wie wir uns bei solchen Anlässen weder als Außenseiter fühlen noch in altbekannte Verhaltensmuster der Völlerei verfallen müssen, aber trotzdem die angebotenen Spezialitäten genießen und Familienfeste mitfeiern können. Auch wenn viele unserer Eßgewohnheiten in unserer Familie wurzeln, dürfen Sie nicht erwarten, daß Ihre Familie Sie sofort versteht oder unterstützt. Seien Sie dankbar, wenn es so ist, aber haben Sie auch für das Gegenteil Verständnis. Es ist schwer, ganz auf sich alleingestellt sein Leben einschneidend zu verändern. Der fünfte Teil schließt deshalb mit einer Reihe von Vorschlägen, wie Sie sich Unterstützung holen können, etwa in einer Gruppe von Gleichgesinnten – inzwischen existieren viele Therapieangebote und Selbsthilfegruppen. Eine Einzeltherapie kann spezielle Einsichten und Hilfestellung vermitteln, die Ihnen kein Buch bieten kann, daher enthält das Kapitel auch einige Tips für die Suche nach einem Therapeuten, falls Sie sich zu diesem Weg entschließen.

Ein paar Dinge sind mir noch wichtig: Die Fallgeschichten enthalten subjektive Ungenauigkeiten, denn sie wurden mir von Töchtern erzählt, die ihre Mütter mit den Augen eines Kindes, nicht mit den Augen einer Erwachsenen sahen. In allen Fällen erinnern sich die Mütter an dieselben Vorfälle ganz anders als ihre Töchter. Doch beide haben recht, denn unser Leben und unser Verhalten wird nicht unbedingt durch die *tatsächlichen* Ereignisse beeinflußt, sondern durch das, was wir *glauben* zu erfahren.

Ich entschuldige mich bei allen Müttern, deren Töchter sich an Bedeutsames wie an Unbedeutsames nur ungenau erinnern, weil solche Entstellungen schmerzvoll sind. Es ist nicht die Absicht des Buches, jemanden zu verletzen.

Die Fallgeschichten in diesem Buch beruhen auf Studien und persönlichen Gesprächen. Die Namen der Betroffenen wurden mit Rücksicht auf ihre Privatsphäre geändert, es sei denn, sie haben ausdrücklich einer Form der Veröffentlichung zugestimmt, die Rückschlüsse auf ihre Person erlaubt.

So unterschiedlich wie die Biochemie des einzelnen ist, so differenziert sind auch die Ernährungsbedürfnisse der Menschen. Daher ist es wichtig, mit Ihrem Arzt zu sprechen, bevor Sie Ihre Ernährung aufgrund der Informationen in diesem Buch grundlegend ändern. Ein Arzt kann Stoffwechselstörungen diagnostizieren und Ihre Fortschritte überwachen.

Zwar befaßt sich dieses Buch mit Eßstörungen, doch das Problem der *Anorexia nervosa,* der Magersucht, wurde bewußt ausgeklammert. Magersucht geht oft Hand in Hand mit einer so starken Ablehnung der eigenen Person, daß dieses Leiden am besten in einer Einzel- oder Gruppentherapie behandelt wird. Die körperlichen Mangelerscheinungen, zu denen Magersucht führen kann, sollten zu Beginn der Therapie von einem Arzt untersucht und behandelt werden.

Kathrin Fuchs

Teil I
Generations-
langes Leiden

Die enge »Eßbeziehung« zwischen Mutter und Tochter beginnt schon im Babyalter, wenn Nahrung und Liebe untrennbar ineinanderfließen. Unser Wissen über Ernährung stammt von unserem ersten Rollenvorbild: unserer Mutter. Was wir dann in der Schule über Ernährung lernen, ändert nicht viel daran; die meisten unserer Kenntnisse und Eßgewohnheiten wurzeln im Elternhaus. In der Regel sind es die Frauen, die die Familie verpflegen, und so werden die Mütter zum Vorbild für ihre Kinder. Den Müttern fällt die Aufgabe des Einkaufens und Kochens zu, und wenn sie keine Zeit zum Kochen haben, schieben sie schnell ein Fertiggericht in die Mikrowelle, damit die Familie satt wird. Um die Eßgewohnheiten und ihre unbewußte Weitergabe an die Kinder zu verstehen, muß erst einmal untersucht werden, was das eigene Eßverhalten mit den Frauen in der Familie zu tun hat, wie es von der Mutter zur Tochter und vielleicht sogar zur Enkelin überliefert wurde.

1

Mutter – Tochter – Enkelin: Die Kette von Eßzwängen sprengen

Die aufkommenden Schuldgefühle, wenn man, besiegt vom Eßzwang, wieder einmal zuviel ißt, sind unvergleichlich schmerzhaft. Diese Gefühle überfallen uns bei jeder Mahlzeit – einmal, zweimal, dreimal täglich oder noch öfter – und verschwinden nie ganz. Sie berühren einen so tief und tun so weh, daß sie das ganze Leben beherrschen können. Manche Frauen verlieren beim Essen völlig die Kontrolle und sind darüber so unglücklich und verzweifelt, daß sie bewußt auf Heirat und Familiengründung verzichten, um ihre Misere nicht an ihre Kinder weiterzugeben. Andere heiraten, bekommen Kinder und übertragen ihre Eßgewohnheiten vor allem auf die Töchter.

Schluß mit den Schuldzuweisungen!

Meine eigene unglückliche Kindheit ließ mich Anfang Zwanzig einen Entschluß fassen, der mein Leben radikal veränderte. Aus Angst, daß mein Kind genauso unglücklich werden könnte wie ich, beschloß ich, kinderlos zu bleiben. Ich warf meiner Mutter vor, vor meinem Leiden die Augen zu verschließen und mir nicht zu helfen. Meine Entscheidung war das Eingeständnis meiner Unfähigkeit, selbst ein glückliches Leben zu führen; auch konnte ich mir nicht vorstellen zu verhindern, daß ein anderer Mensch in derselben Verzweiflung endet.

Das ist meine Geschichte und vielleicht auch Ihre. Wie viele Frauen war ich den größten Teil meines Lebens eine zwanghafte Esserin. Als Kind und Jugendliche war ich unglücklich, konnte Liebe weder geben noch empfangen und schleppte etliche Pfund zuviel mit mir herum. Damals wußte ich nicht einmal warum. Beim Durchforsten meiner Vergangenheit erkannte ich, daß meine Mutter auf mein Ernährungsbewußtsein einen ganz entscheidenden Einfluß ausgeübt hatte. Wir teilten mehrere Eßgewohnheiten, und ein paar meiner Eßzwänge sind einfach deshalb entstanden, weil ich meine Mutter beobachtet und nachgeahmt habe. Trotzdem trifft sie keine Schuld.

Wenn Sie je Ihre Mutter oder sonst jemanden für Ihre Probleme verantwortlich gemacht haben, ist es jetzt höchste Zeit, damit aufzuhören, so schwierig das auch sein mag. Die meisten Mütter haben ihr Bestes gegeben und waren sich nicht im geringsten bewußt darüber, was sie sich selbst antaten oder wie stark ihr Verhalten auf ihre Kinder wirkte, ihre Kinder unmittelbar beeinflußte.

Lea und ihre Mutter Helene sind solche Glieder in einer langen Kette von Zorn und Schuldzuweisungen. Die täglichen Mahlzeiten waren für die kleine Lea immer angstbeladen und unangenehm, denn ihre Eltern bombardierten sie dabei mit Fragen, auf die Lea nie die richtige Antwort wußte.

Meine Mutter habe ich als sehr kritisch im Gedächtnis. Ich fühlte mich meistens unter Beschuß, vor allem zu den Mahlzeiten. Ich wähnte mich nie in Sicherheit. Ich wußte nie, wann oder wofür ich kritisiert werden würde.

Lea wuchs auf mit einer ängstlichen Scheu davor, über ihre kleinen Sorgen und Freuden zu reden. Sie und ihre Mutter standen einander nie nahe. Lange spürte Lea Verbitterung darüber und machte ihrer Mutter Vorwürfe wegen ihrer Nörgelei und ihrer emotionalen Distanz gegenüber den Menschen, die sie am meisten liebte.

Kein Wunder, daß ich Angst davor entwickelte, über meine Gefühle zu reden. Meine Mutter ermutigte mich nicht dazu. Ich esse, um meine Gefühle zu ersticken, die ich nicht ausdrücken kann. Das ist nicht meine Schuld; meine Mutter ist verantwortlich dafür, wie ich heute bin. Sie hat mich so weit gebracht.

Leas Mutter Helene ist eine selbstsichere, tüchtige Frau, deren eigene Mutter die meiste Zeit des Tages damit beschäftigt war, Karten zu spielen, einkaufen zu gehen und mit Freunden zu plaudern. Sie war sogar stolz darauf, mehr als »nur« eine Mutter zu sein; die Mahlzeiten für die Familie wurden vom Dienstmädchen zubereitet. Helene nahm es ihrer Mutter übel, daß sie nicht für ein gemütliches Zuhause sorgte oder ihr das Kochen beibrachte.

Ich erinnere mich, wie ich abends am Küchentisch saß und alleine aß. Das Dienstmädchen war in der Küche und starrte aus dem Fenster, ohne mit mir zu reden. Ich schlang mein Essen immer möglichst schnell hinunter, lief dann nach oben in mein Zimmer und drehte das Radio an – ich brauchte irgendeine Ansprache, und zu Hause war ja niemand da. Meine Mutter war zu sehr mit ihren Freunden beschäftigt, um Zeit mit mir zu verbringen, deshalb war ich viel alleine.

»Ist Essen für Sie zum tröstenden Freund geworden?« fragte ich Helene.

Nein; Essen ist für mich ein Genuß, mehr nicht. Ich habe mich schon früh meinen Freundinnen zugewandt, wenn ich mich einsam oder bedrückt fühlte. Meine Mutter hatte ein sinnliches Verhältnis zum Essen. Sie betrachtete es als Trost. Ich wollte nicht wie sie werden, deshalb tat ich das Gegenteil. Ich glaube, der Grund für meine unglückliche Kindheit liegt zu einem großen Teil darin, wie mich meine Mutter behandelte.

Sowohl Lea wie Helene machten ihre Mütter für ihre unglückliche frühe Kindheit verantwortlich, und Lea schob Helene auch die Schuld dafür zu, daß sie zuviel aß. Hinter diesen Vorwürfen verbirgt sich geheime Wut, und solange diese Wut und Verbitterung nicht ausgeräumt sind, werden Helene und Lea schwer verstehen können, daß ihre Mütter ihr Bestes gaben, das in ihrer Macht stand. Beide Frauen haben aus dem Mangel an Kommunikation im Elternhaus ihre Konsequenzen gezogen, allerdings auf unterschiedliche Weise. Niemand war im Unrecht. Niemand war zu tadeln.

Ich selbst konnte erst nach vielen Jahren damit aufhören, meine Mutter zum Sündenbock für meine unglückliche Kindheit zu stempeln. Heute weiß ich, daß sie nur ein Glied in einer Kette von Eßzwängen war, die unsere Familie seit vielen Generationen beherrschten. Erst durch eingehende Gespräche mit ihr erkannte ich endlich, wo einige meiner Gewohnheiten wurzeln, und mir wurden langsam ihre Ursachen klar. Dieses Verständnis machte es mir möglich, mich von meinem falschen Eßverhalten zu befreien. Auch Sie können das.

Die Mutter als (Rollen-)Vorbild

»Ihre Tochter wird möglicherweise dasselbe Eßverhalten entwickeln und unter demselben Eßzwang stehen wie Sie, wenn Sie es nicht schaffen, sich selbst zu ändern«, sagte ich zu Susanne und jagte ihr damit einen großen Schreck ein. Sie wollte sich von mir über eine geeignete Reduktionsdiät beraten lassen und nicht über ihre schlanke, achtjährige Tochter reden. »Auch Sie waren als Kind schlank, nicht wahr?« fragte ich und dachte daran, was sie mir über ihre Vergangenheit erzählt hatte.

Susanne nickte langsam und hörte mir aufmerksam zu.

»Wenn Sie Ihr Eßverhalten nicht ändern, wird sie vielleicht einmal genauso unglücklich über ihr Übergewicht sein wie Sie, weil sie von Ihnen lernen wird, aus denselben Gründen zum Essen zu greifen wie Sie selbst. Vielleicht klären Sie sie über gesunde Nahrungsmittel auf und geben ihr maßvolle Portionen, aber sie wird eher das tun, was Sie *tun*, als das, was Sie *sagen*.«

Viele meiner Patientinnen sind überrascht, wenn ich mit ihnen über ihre Töchter rede. Sie kommen selten auf die Idee, sie könnten ihre Eßgewohnheiten und damit ihre Probleme auf ihre Kinder übertragen. Selbst wenn sie ihre Mütter für die Entwicklung ihrer Persönlichkeit verantwortlich machen, durchschauen sie die Wurzeln ihrer Eßzwänge nicht und können sich deshalb nicht davon befreien.

Zurückblickend erkenne ich, daß viele meiner unglücklichen Gefühle ihren

Ausdruck im Essen fanden und durch Essen bedingt waren. Ich habe begriffen, daß ich viele meiner Eßgewohnheiten von meinem Rollenvorbild, meiner Mutter, übernahm. Oft aß ich aus denselben Motiven wie sie: aus dem Gefühl fehlender Anerkennung und mangelnder Liebe. Guter Familientradition folgend, knabberte ich außerdem ständig vor mich hin. Erst als ich verstand, warum meine Mutter immer solche Unmengen von Lebensmitteln vorrätig hielt und so üppig kochte, daß ich noch dicker und noch unglücklicher wurde, konnte ich ihr verzeihen und mein Verhalten ändern. Sie ahmte damit nur eine weitere Familientradition nach, zu der hinzukam, daß sie meinen untergewichtigen Vater aufzupäppeln versuchte. Je mehr ich mich der Liebe öffnete, die ich in mir selbst und bei anderen Menschen fand, desto leichter wurde mein Weg. Verstehen, Verzeihen und das Erarbeiten neuer Gewohnheiten und Verhaltensweisen waren die Triebfedern, die mich endlich in die Lage versetzten, normal zu essen.

Was ich geschafft habe, können Sie auch: Sie besitzen mehr Kraft, als Sie sich je hätten träumen lassen. Es liegt in Ihrer Macht, ein glückliches und gesundes Leben zu führen und ein positives Rollenvorbild für Ihre Kinder zu sein. Ziehen Sie einen Schlußstrich unter die unglücklichen Gefühle Ihrer Kindheit, unter denen Sie noch heute leiden.

Alle Kinder sind taub – aber nicht blind

Wenn Sie Ihrer Tochter sagen, sie solle sich nicht mit Essen vollstopfen, reicht das einfach nicht. Alle Kinder sind »taub«; Ihre Tochter macht da keine Ausnahme. Sie hört nicht, was Sie sagen; aber sie sieht, was Sie tun – und ahmt Ihr Verhalten nach. Wenn Sie schnell essen, wird wahrscheinlich auch Ihre Tochter hastig essen, trotz der Aufforderung, nicht so zu schlingen. Wenn Sie so viel essen, bis Sie der Magen drückt, wird sie das gleiche tun. Wenn Sie sich morgens beim hektischen Aufbruch zur Arbeit eine Handvoll Kekse schnappen, anstatt sich gemütlich zum Frühstück hinzusetzen, brauchen Sie nicht überrascht zu sein, wenn Ihre Tochter unter Zeitdruck Ihrem Beispiel folgt. Da nutzt es oft nicht einmal, wenn Sie ihr ein leckeres Frühstück zubereiten und bemerken, wie wichtig es sei, morgens gut zu essen.

Julia erinnert sich:
Meine Mutter forderte mich immer auf, gut zu kauen und langsam zu essen. Sie sagte, daß man weniger ißt, wenn man langsamer ißt. Aber wir aßen beide zuviel,

und wir schlangen bei jeder Mahlzeit. Ich schluckte die Bissen beinahe ganz hinunter.

Da beide oft vor den anderen Familienmitgliedern aufgegessen hatten, häuften sie sich eine zweite oder dritte Portion auf den Teller. Beide waren zu dick, und Julia war unglücklich, daß sie ihren Heißhunger nicht unter Kontrolle bringen konnte.

»Warum essen Sie so schnell?« fragte ich Julia.

Aus Gewohnheit, glaube ich. Einmal versuchte ich mit allen Kräften langsam zu essen. Ich kaute jeden Bissen, bis er fast flüssig war, aber als ich aufgegessen hatte, war meine Mutter schon mit der zweiten Portion fertig und ich wollte nichts verpassen. Deshalb langte ich nochmal kräftig zu und schlang wieder wie vorher.

»Warum haben Sie denn weiterhin so schnell gegessen, wenn Sie doch gern abnehmen wollten?« erkundigte ich mich.

Meine Mutter aß ja auch immer so schnell. Wenn das wirklich so schlimm gewesen wäre, hätte sie es wohl geändert, dachte ich.

Eine Tochter versteht nicht, daß etwas falsch daran sein könnte, sich wie die Mutter zu verhalten. In ihren Augen ist die Mutter die nahezu unfehlbare Autorität. Egal, was Sie sagen – sie lernt aus Ihren Taten, nicht aus Ihren Worten. Wenn Ihnen die Eßgewohnheiten Ihrer Tochter Sorgen machen, können Sie ihr nur dann helfen, wenn Sie Ihre eigenen Eßgewohnheiten ändern.

Auch wenn die Kinder Ihr Verhalten nicht verstehen, beobachten sie genau, was Sie tun. Ob sie darüber reden oder nicht – sie merken jedenfalls, wenn zwischen Ihren Worten und Taten ein Widerspruch klafft. Wenn Essen für Sie ein Problem ist, wird Ihre Tochter Ihre negativen Gefühle mit großer Wahrscheinlichkeit wahrnehmen. Erkennt sie Ihre Probleme, obwohl Sie behaupten, daß alles in Ordnung sei, lernt sie daraus, Unangenehmes einfach abzustreiten; außerdem wird sie Unsicherheit entwickeln.

Während Sie Erkenntnisse über Ihre eigenen Eßgewohnheiten gewinnen, sollten Sie Ihre Tochter an diesen Erkenntnissen teilhaben lassen. Beziehen Sie sie in Ihren Heilungsprozeß ein, anstatt eine heile Welt vorzuschützen. Schließen Sie sie nicht aus, und machen Sie ihr nicht vor, alles wäre in bester Ordnung. Ihre Probleme sind vielleicht auch die Probleme Ihrer Tochter. Wenn Sie Probleme einfach unter den Tisch kehren, bringen Sie ihr nur bei, ein solches Verhalten sei richtig. Ihr Kampf ist keine reine Privatsache, auch nicht der Ihrer Tochter. Hier handelt es sich um eine Familienangelegenheit, bei der jedes Mitglied helfen kann, auch die Kinder.

Eine Mutter ist nicht für alles verantwortlich

Als Kind hatte Essen für mich viele Bedeutungen: Es war manchmal mein Freund, meine Mutter, meine Belohnung, eine Möglichkeit, meine Gefühle zu betäuben. Essen war für mich meist mehr als Nahrung, und den größten Teil meines Lebens habe ich Mißbrauch damit getrieben. Bis vor ein paar Jahren schleppte ich immer so viel Übergewicht mit mir herum, daß ich mich unwohl und häßlich fühlte. Meine überflüssigen Pfunde machten mich zunehmend unglücklicher.

Wenn ich Fettes wie Hamburger, Pommes frites und Milch-Shakes verzehrte, bekam ich Schuldgefühle. Wenn ich Schokolade oder Eis schlemmte, bekam ich Schuldgefühle. Nachdem ich eine Riesentüte Kartoffelchips geleert hatte, die eine ganze Woche hätte reichen sollen, bekam ich Schuldgefühle. Aber es spielte immer auch ein leises Gefühl der Befriedigung, des Trostes mit, das nur Essen mir vermitteln konnte. Es war ein Kuhhandel: mein Übergewicht und meine Schwerfälligkeit für ein bißchen Vergnügen.

Ich glaubte, ohne genau zu wissen, warum, daß meine Mutter an meiner ganzen unglücklichen Kindheit schuld sei. Es gab niemand anderen, den ich verantwortlich machen konnte. Erst vor kurzem erkannte ich, daß meine Mutter ihrerseits ein Produkt der Rollenvorbilder war, die sie als Kind in ihrer eigenen Familie erlebt hatte: ihrer Mutter und, stärker noch, ihrer Großmutter. Auch wenn meine Mutter mein Verhalten in gewisser Weise geformt hat, durfte ich ihr keine Vorwürfe machen. Sie war nicht schuld an meinem Unglück und meinen Eßzwängen.

Aus mehreren Gründen haben Sie vielleicht Angst, wie Ihre Mutter zu werden. Die Liebe-Haß-Beziehung zwischen Müttern und Töchtern ist altbekannt. Je mehr Eigenschaften Ihrer Mutter Sie in sich selbst erkennen, vor allem negative, desto heftiger wird Ihr Wunsch, sich in die entgegengesetzte Richtung zu entwickeln. Diese Ängste und vor allem der Kampf, sich von der Mutter zu lösen, sind oft die Ursache für großes seelisches Leiden und tief wurzelnde Wut. Uns fallen vor allem die Schwächen unserer Mütter auf, die wir unbedingt vermeiden wollen, kaum dagegen ihre Stärken, denen wir wenig Bedeutung beimessen.

Ihre Mutter und Großmutter sind wahrscheinlich zu einer Zeit groß geworden, als es nicht üblich war, so wie heutzutage über seine Gefühle zu sprechen oder nachzudenken. Auch hatte man noch nicht die heutigen Erkenntnisse über Ernährung und biochemische Prozesse. Manche früheren Ansichten über Ernährung waren kulturell bedingt und wurden nie hinterfragt. Jeder von uns gibt in seinen Bemühungen zu jedem Zeitpunkt sein Bestmögliches. Sie haben heute den Vorteil, über mehr Informationen zu verfügen als Ihre Mutter. Das ist alles.

Als Kind verstehen wir die Hintergründe unseres Handelns nicht und können nichts daran ändern, und das Kind, das immer noch in uns steckt, gibt gern anderen die Schuld. Aber Sie sind nicht mehr so hilflos, in Ihnen steckt eine große Kraft. Sie müssen lernen, diese Kraft aufzuspüren und so einzusetzen, daß Sie unbefangener mit Essen umgehen können, sich in Ihrer Haut zunehmend wohlfühlen und sich klar darüber werden, welche Rolle das Essen in Ihrer Familie und in Ihrem eigenen Leben gespielt hat. Und hören Sie damit auf, andere zu beschuldigen. Lassen Sie positive Gefühle zu, dann werden Sie auch positive Gefühle zurückbekommen. Liebe ist das wirkliche Heilmittel.

Nehmen Sie sich jetzt die Zeit, das verletzte Kind in Ihnen zu heilen: Beginnen Sie, die Gründe und Wurzeln der Ernährungsfehler Ihrer Mutter zu verstehen, damit die Vorwürfe ein Ende haben. Spüren Sie die Wut auf, die sich in Ihnen aufgestaut hat, damit Wut und Kränkung schließlich dem Gefühl der Vergebung weichen können. Nach *Stephen Levine* bedeutet Vergeben nicht etwa, das Geschehene gutzuheißen, sondern vielmehr, Mitgefühl und liebevolle Nachsicht zuzulassen. Erst dann können Sie sich weiterentwickeln und bleiben nicht in Zorn oder Bitterkeit gefangen. Denken Sie über Ihr eigenes Eßverhalten nach, das seinen Anfang nahm, als Sie ein kleines Mädchen waren, und überlegen Sie, wie viele alte Gewohnheiten Ihren Alltag heute noch bestimmen – möglicherweise nicht zu Ihrem Vorteil.

Anders essen – anders leben

Ihr Eßverhalten hat nicht nur mit Ihrer Gesundheit und Ihrem Gewicht zu tun. Hier wiederholen sich oft andere Lebensmuster. Wahrscheinlich verhalten Sie sich beim Essen ähnlich wie in anderen Bereichen. Wenn Sie sich nicht die Zeit nehmen, gesunde Mahlzeiten zuzubereiten, die Ihr Körper braucht, und statt dessen notgedrungen leere Kalorien in sich hineinstopfen, nehmen Sie sich vielleicht auch nicht die Zeit, Ihre Arbeit gut vorzubereiten oder das Haus zu putzen. Wenn Sie immer eine Entschuldigung und gute Gründe für eine Eßgewohnheit die Sie eigentlich ablehnen zur Hand haben, finden Sie wahrscheinlich auch für andere Dinge immer eine Ausrede. Fangen Sie mit Diäten oder Ernährungsprogrammen an, nur um sie baldmöglichst wieder abzubrechen? Dann mangelt es Ihnen wahrscheinlich auch bei Projekten im Beruf, in der Schule oder zu Hause an Durchhaltevermögen.

Susanne fand nie eine ruhige Minute, um Mahlzeiten zu planen oder sich einen Vorrat an gesunden Grundnahrungsmitteln zuzulegen, um sich nach einem hektischen Tag eine richtige Mahlzeit zu kochen. Wenn sie es eilig hatte, nahm sie vom Schnellrestaurant etwas zum Abendessen mit. In letzter Zeit passierte das ziemlich oft, und obwohl Susanne wußte, daß die fetten Speisen nicht gut für sie und ihre Tochter waren, blieb es dabei. Vorausplanen war noch nie ihre Stärke gewesen.
Susanne schob auch das Putzen so lange vor sich her, bis es wirklich nicht mehr anders ging. Wie das Einkaufen von Lebensmitteln gehörte das Putzen für sie nicht zu den dringlichen Dingen des Lebens. Bis sie endlich begriff:
Wenn ich die Wohnung gründlich sauber mache, ist das, als ob ich mir selbst ein Geschenk bereite. Ich brauche nicht mehr in dieser schmuddeligen Umgebung zu leben. Eines Tages sagte ich zu meiner Tochter: »Komm, wir machen mal das Wohnzimmer sauber.« Sie fragte: »Wieso? Kriegen wir Besuch?« Da merkte ich, wie weit ich es mit meiner Schlamperei hatte kommen lassen.

Erfolgserlebnisse im Umgang mit Ihren Eßproblemen können sehr wohl auch auf Ihr gesamtes Lebensgefühl abfärben. Während Sie sich von alten Zwängen befreien und gesünder essen und während Sie Einsichten und Kontrolle über Ihr Eßverhalten gewinnen, wird auch Ihr übriges Leben in Bewegung kommen. Es ist die Zeit einfach wert, Mahlzeiten im voraus zuzubereiten, damit Sie nach einem arbeitsreichen Tag ein gesundes Essen einnehmen können; dann werden Sie sich mit größerer Wahrscheinlichkeit auch an hektischen Tagen die Zeit für ein Mittagessen nehmen. Sie werden dann auch in anderen Bereichen eher Gutes für sich tun: Zeit für Bewegung, Entspannungsübungen oder Meditation finden, etwas tun, was Sie ganz für sich genießen.
Wenn Sie Zeit für sich selbst schaffen, lehren Sie Ihre Tochter dasselbe. Wenn Sie sich genug schätzen, um über Ihre Eßgewohnheiten nachzudenken und deren Ursprünge zu ergründen, lehren Sie auch Ihre Tochter, sich selbst zu schätzen. Wenn Sie sich darauf konzentrieren, ein glücklicherer Mensch zu werden, dann teilen Sie ihr diesen Vorsatz mit: »Glücklichsein ist wichtig. Es lohnt sich, Zeit für sich selbst aufzuwenden, damit man glücklich sein kann. Das bin ich wert, und du bist es auch.« Und weil Sie das durch Ihr Handeln zu verstehen geben, wird Ihr »taubes« Kind die Botschaft deutlich »hören«.
Essen ist eine der häufigsten Tätigkeiten in unserem Leben: Wir essen

meist dreimal am Tag oder sogar öfter. Verspüren Sie jedesmal ein unangenehmes Völlegefühl, Übelkeit, Blähungen, Zorn oder Schuldgefühle, weil Sie zuviel oder das Falsche essen, verstärken Sie damit nur Ihre Probleme und Ihre Unzufriedenheit. Essen Sie aber meist Gesundes in der richtigen Menge, dann verstärken Sie das Gefühl, daß Sie etwas Gutes für sich tun.

Es ist nicht selbstsüchtig, sich zu pflegen. Das ist eine wichtige Lektion für Ihre Tochter. Sich zu pflegen bedeutet, ein Vorbild für gesundes Verhalten zu sein. Das ist eines der wichtigsten Dinge, die Sie für sich selbst und für Ihre Familie tun können. Wenn Sie sich pflegen, sind Sie keine Last für andere, sie stellen vielmehr vor aller Augen Ihre Reife unter Beweis. Tun Sie etwas für sich, dann können Sie auch für andere etwas tun. Beschenken Sie sich mit vollen Händen, damit Sie wissen, was Empfangen bedeutet, und was andere dabei empfinden. Kosten Sie Ihre Gaben voll aus, und geben Sie sie an Ihre Tochter weiter.

2

Innere und äußere Verhaltensmuster ändern: Affirmation, Visualisierung, Meditation und Bewegung als wichtigste Helfer

Ob Ihre Eßzwänge biochemischer oder emotionaler Natur sind – intellektuelles Verstehen allein reicht nicht aus, um sich davon zu befreien. Lediglich zu wissen, was vor sich geht, ist nicht genug, um Verhaltensmuster abzubauen, die den größten Teil Ihres Lebens bestimmt haben. Dieses Wissen allein genügt auch nicht, um Ihrer Tochter bei der Änderung eines Verhaltens zu helfen, das sie von dem Menschen gelernt hat, dem sie das größte Vertrauen schenkt: von Ihnen. Ihre Überzeugungen und Ihr Handeln haben diese Verhaltensmuster ständig weiter verstärkt, und um sie zu ersetzen, müssen Sie intellektuelles Verständnis mit neuen Formen des Handelns verbinden. Der tägliche Einsatz von Affirmationen, Visualisierung, Meditation und körperlicher Bewegung kann Ihnen dabei helfen. Wichtig dabei ist das regelmäßige, tägliche Üben, nicht die Wahl irgendeiner besonderen Technik. Wenn Sie statt einer hier vorgeschlagenen Technik lieber eine andere anwenden wollen, dürfen Sie das gerne tun – aber bitte jeden Tag.

Warum täglich, nicht gelegentlich? Weil Eßgewohnheiten tägliche Verhaltensmuster sind. Sie essen täglich, und seit Jahren wiederholen sich täglich viele Ihrer Gedanken und Gefühle, die mit dem Essen zu tun haben. Sie sind ein Teil von Ihnen geworden.

Affirmationen, Visualisierung, Meditation und körperliches Training werden dazu beitragen, Ihre inneren und äußeren Verhaltensmuster zu ändern. Falls Sie skeptisch sind, benutzen Sie Ihre Skepsis dazu, sich selbst vom Sinn dieser Übungen zu überzeugen; Sie müssen sie nur ein paar Monate lang konsequent durchführen. Diese Techniken können bewundernswerte Erfolge vorweisen, und immer mehr Ärzte ziehen sie zur Therapie mit heran. Wenn Sie nur ein Zehntel Ihrer Energie, die Sie bisher dem Unglücklichsein gewidmet haben, darauf verwenden, sich auf Ihre Heilung zu konzentrieren und die Zeit zur Durchführung dieser Übungen zu schaffen, werden diese Übungen Ihr Leben verändern.

Affirmation, Visualisierung, Meditation: Was ist der Unterschied?

Eine *Affirmation* ist eine sprachliche Technik, die Ihnen dabei hilft, Ihre Denkstrukturen neu zu programmieren. Wenn Sie sich den ganzen Tag vorsagen:»Ich kann mich nicht ausstehen! Ich esse immer nur Sachen, von denen ich Kopfschmerzen bekomme und dick werde, obwohl ich es besser wissen sollte! Nie fühle ich mich wohl oder sehe gut aus!«, dann zementieren Sie damit nur Ihre Überzeugung, Sie seien eine hoffnungslose Versagerin, die sich bis an ihr Lebensende falsch ernähren wird. Affirmationen unterstützen Sie, wenn Sie solche Einstellungen ändern wollen. Eine Affirmation wie»Ich bin schlank (Ich will schlank sein/bleiben) und esse (deshalb) nur, was mir gut tut« kann Ihre negativen Denkstrukturen durchbrechen. Wir führen dauernd Selbstgespräche, geben uns Signale und verstärken unsere Gewohnheiten. Eine Affirmation ist eine Technik, mit der Sie einen negativen Programmiervorgang in einen positiven umpolen können.

Die *Visualisierung,* auch *Imagination* genannt, ist eine weitere Umprogrammiertechnik, sozusagen eine sichtbar gemachte Affirmation. Anstatt zu sagen:»Ich bin schlank und esse nur, was mir gut tut!«, lassen Sie vor Ihrem geistigen Auge das Bild von sich als schlanker Frau erstehen, die Gesundes in maßvollen Portionen ißt und genießt. Durch das wiederholte Heraufbeschwören dieses inneren Bildes verändern Sie langsam Ihr Selbstbild einer»Schwergewichtlerin«, die süchtig auf alles Ungesunde ist oder kein Maß beim Essen kennt. Eine Visualisierung wird es Ihnen leichter machen, Ihr Verhalten»draußen« zu ändern.

Meditation hat fast so viele Bedeutungen wie Anhänger. Meditation als geistige Disziplin ist eine Technik, die Sie Konzentration und Aufmerksamkeit lehrt – nicht nur im Hinblick auf Essen, sondern auch auf andere Bereiche in Ihrem Leben.

Meditation lehrt Sie zuzuhören. Eine kurze, tägliche Meditationsübung ist eine der besten Methoden, um auf seine inneren Signale aufmerksam zu werden. Ihr Körper ist klug und weise. Er wird Ihnen sagen, was Sie brauchen; Sie müssen nur lange genug innehalten und ihm zuhören, damit Sie seinen Anweisungen folgen können. Meditation wird Ihnen helfen, Ihre Gefühle zu erkennen, wenn Sie verwirrt sind und nicht wissen, was Sie eigentlich fühlen oder warum. Die Antworten liegen in Ihnen bereit. Meditation zeigt Ihnen den Zugang dazu.

So arbeiten Sie mit Affirmationen

Formulieren Sie Ihre Affirmation als eine positive, in der Gegenwart gehaltene Aussage über die Person, die Sie in Zukunft gern sein möchten, oder über die Ziele, die Sie erreichen möchten. Das Wiederholen dieser Aussage bewirkt, daß Sie sich der darin enthaltenen Wahrheit immer mehr öffnen, so daß die Aussage schließlich zu einem Teil Ihrer Realität wird.

Im zweiten und dritten Teil dieses Buches enthält jedes Kapitel eine besondere Affirmation, die darauf abzielt, Ihre emotionalen oder körperlichen Reaktionen auf bestimmte Situationen in Ihrem Leben zu verändern. Sie können diese Affirmationen ohne weiteres auf Ihre spezielle Problematik hin abwandeln, wichtig ist aber, daß Sie jede Affirmation *fünf bis zehn Minuten lang wiederholen, mehrmals täglich.* Das wird Ihnen dabei helfen, Ihre Klippen Tag für Tag zu umschiffen.

Eine Affirmation zeigt die beste Wirkung, wenn sie einer inneren Wahrheit oder einem Entwicklungsstadium entspricht. Sagen Sie sich zum Beispiel »Ich bin ein wertvoller Mensch« oder »Ich mag mich«. Sie dürfen diesen Aussagen ruhig erst einmal skeptisch gegenüberstehen und noch nicht so ganz daran glauben. Entscheidend ist, daß Sie die Affirmation wiederholen und ihr die Chance geben. Eine der schönsten und einfachsten Affirmationen stammt von Emile Coué, einem Psychotherapeuten, der im 19. Jahrhundert lebte: »Jeden Tag geht es mir in jeder Hinsicht immer besser.«

Affirmationen sind ein Mittel, um Ihre innere Einstellung zu ändern, und Ihre innere Einstellung bestimmt Ihre äußere Realität – also das, was Sie tun. Ändern Sie sich innerlich, wird sich auch die äußere Realität leichter ändern lassen.

Essen Sie zuviel, um das schmerzliche Gefühl des Verlassenseins zu unterdrücken? Eine Affirmation wie »Ich fühle mich sicher und geborgen, ich werde geliebt und getröstet« wird den Schmerz lindern helfen, und es bestehen gute Aussichten, daß er bald abnimmt. Dann können Sie überlegen, ob Sie vielleicht gar nicht mehr so viel essen müssen, weil Sie weniger leiden. Und wenn Sie weniger leiden, können Sie vielleicht auch klarer sehen, daß Essen ohnehin kein sehr gutes Mittel gegen seelischen Schmerz ist: Die Wirkung ist von kurzer Dauer, nicht sehr groß, und die Folge ist letztlich nur noch größeres Leiden.

Formulieren Sie Ihre Affirmationen grundsätzlich kurz, positiv und in der Gegenwart. Damit Sie sich nicht verzetteln, sollten Sie nicht mehr als zwei bis fünf Affirmationen gleichzeitig einsetzen. Schreiben Sie jede Affirmation auf ein kleines Karteikärtchen, das Sie immer bei sich tragen. Nehmen

Sie sich jeden Tag beim Aufwachen, Schlafengehen und tagsüber fünf bis zehn Minuten Zeit, und lesen Sie Ihre Kärtchen aufmerksam durch. Wenn möglich, sprechen Sie Ihre Affirmationen laut vor sich hin, zum Beispiel im Auto oder unter der Dusche. Haben Sie vor dem Mittagessen ein paar Minuten Zeit? Ziehen Sie Ihre Kärtchen heraus. Wenn Sie beim Einkaufen, auf der Bank oder Post Schlange stehen, wiederholen Sie Ihre Affirmationen im Stillen. Leiern Sie sie nicht flüchtig herunter, um sie rasch hinter sich zu bringen. Wer die Realität ändern will, muß mit Hingabe daran arbeiten.

Wenn Sie Ihre innere Realität jeden Tag durch wiederholte Affirmationen stärken, sollten Sie nach wenigen Wochen merken, wie sich etwas zu verändern beginnt. Eine leichte Veränderung kann Ansporn genug zum Weitermachen sein. Vielleicht ist nichts Großartiges passiert, aber doch viel im Vergleich zu dem, was Sie bisher erreicht haben. Und bekanntlich hat schon ein ins Rollen gekommener Stein Lawinen ausgelöst.

So arbeiten Sie mit Visualisierung

Eine Visualisierung ist eine Affirmation in Bildform. »Augenmenschen« können wunderbar damit arbeiten. Bei manchen Menschen sind andere Sinne ansprechbarer, zum Beispiel das Gehör oder der Tastsinn. Vielleicht reagieren Sie auf mehreren Ebenen und wollen eine Kassette mit einer Visualisierung aufnehmen, bei der die Bildbeschreibung mit dem Klang Ihrer Stimme verbunden ist. Vielleicht wollen Sie Ihre Bilder noch eindringlicher und »sinnlicher« machen und weitere Empfindungen wie den salzigen Geruch des Meeres oder einen warmen Windhauch einbeziehen.

Arbeiten Sie mit Visualisierungen genauso wie mit Affirmationen, *mehrmals täglich* und bei jeder sich bietenden Gelegenheit. Sie brauchen sich nicht zu beunruhigen, wenn Sie Ihre Bilder mehr »empfinden« als sehen. Vielleicht gehören Sie zu den Menschen, die keine klaren inneren Bilder haben. Das macht nichts; mir geht es ebenso. Vor vielen Jahren unterhielt ich mich mit Freunden über eine Visualisierung, mit der wir gemeinsam arbeiteten. Während sie vor ihrem geistigen Auge klare, scharfe Technicolorbilder sahen, hatte ich mehr die Erinnerung an ein Bild als das Bild selbst im Kopf. Ich fühlte mich ausgeschlossen (eines meiner Grundprobleme seit meiner Kindheit), unzulänglich, entmutigt. Am liebsten hätte ich aufgegeben, aber dazu war ich doch zu hartnäckig. Meine Visualisierung hatte schließlich eine genauso große Wirkung wie die der anderen, und so lernte ich, daß meine verschwommenen Eindrücke für mich ein nicht minder wertvolles Werkzeug waren wie die klaren Bilder für meine Freunde. Wenn Sie überhaupt keine Bilder sehen oder wenigstens erahnen, sind andere Sinne bei Ihnen einfach ansprechbarer, und Sie können sich auf eine nichtvisuelle Technik verlegen, zum Beispiel auf die Affirmation.

So arbeiten Sie mit Meditation

Manche Menschen glauben, sie würden meditieren, wenn sie ruhig dasitzen und entspannende Musik hören, im Grünen spazierengehen oder durch ruhige Straßen joggen. Diese Aktivitäten können zwar meditative oder kontemplative Züge annehmen, aber hier ist *aktive* Meditation gemeint.

Aktive Meditation ist ein geistiger Prozeß, bei dem der Versuch gemacht wird, seine gesamte Aufmerksamkeit auf einen bestimmten Punkt zu konzentrieren. Das ist für die meisten Menschen schwierig, und vielleicht halten Sie es für unmöglich, weil Sie Ihre Aufmerksamkeit nicht mehr als ein paar Sekunden auf die gleiche Sache richten können. Lassen Sie sich von der Vorstellung, daß es schwer wird, aber nicht abschrecken. Meditation hilft Ihnen, alle Ihre Handlungen bewußter wahrzunehmen. Während Sie Ihren Geist trainieren, seine Aufmerksamkeit beim Meditieren auf einen Brennpunkt zu richten, trainieren Sie ihn gleichzeitig, einzelnen Gegebenheiten und Vorgängen in Ihrem täglichen Leben Beachtung zu schenken. Ein Beispiel: Sie setzen sich zum Abendessen vor den Fernseher, und nach ein paar Werbespots sehen Sie, daß Ihr Teller leer ist. Sie erinnern sich weder an den Geschmack der Speisen, noch daran, daß Sie sie gekaut haben. Irgendwie ist das Essen direkt vom Teller in Ihren Magen gewandert!

Erkennen Sie sich in dieser Schilderung wieder? Wenn Sie Verhaltensmuster unbewußt wiederholen, kann Meditation für Sie zu einem nützlichen Werkzeug werden. Sie ist eine Art geistiges Training, das auf sanfte Weise Ihre Konzentrationsfähigkeit fördert, so daß Sie ein bißchen weniger zerstreut und ablenkbar werden. Sie werden das »Hier und Jetzt« bewußter wahrnehmen. Und wenn Sie bewußter werden, können Sie anfangen, Ihr Verhalten zu ändern.

»Richtig« meditieren

Es gibt keine »falschen« Methoden der Meditation, allerdings gibt es solche, die wirkungsvoller sind als andere. Wenn jemand meint, er hätte beim Meditieren etwas falsch gemacht, dann hatte er meist falsche Vorstellungen vom Wesen der Meditation. Wir haben schnell das Gefühl zu versagen, wenn etwas nicht sofort zu Ergebnissen führt.

Meditation ist ein Prozeß, nicht ein Ziel. Machen Sie sich nichts daraus, wenn Sie Ihren Geist nicht sofort zur Ruhe bringen können (».. . also in den ersten drei Jahren«, wie der Psychotherapeut und Meditationslehrer Fred Wilkey verschmitzt anmerkt). Sie werden vom Meditieren profitieren, auch wenn Sie nicht konzentriert und ruhig bleiben können.

Meditation ist eine Übungssache; am besten meditieren Sie *täglich, im Sitzen, etwa zur selben Zeit und am selben Ort.* Die tägliche Meditationsroutine ist Teil Ihrer inneren Erneuerung, Teil eines Gesamtprogramms und nicht die einzige Technik zur Änderung Ihres Lebens.

Beim Meditieren gibt es immer einen Fixpunkt. Das kann der Vorgang des Gehens sein, das Betrachten einer Blume oder vielleicht ein Punkt auf oder in Ihrem Körper (zum Beispiel Ihr Herz); es kann ein körperlicher Prozeß wie die Atmung sein oder ein wiederholter Gedanke. Sie versuchen, Ihre gesamte Aufmerksamkeit auf diesen Fixpunkt zu richten. Wenn Sie merken, daß Sie gedanklich abgeschweift sind, nehmen Sie eine passive Haltung ein, sagen Sie gleichmütig »Was soll's«, ohne sich zu verurteilen oder zu tadeln, und blenden die Ablenkung aus. Dann konzentrieren Sie sich von neuem und richten Ihre Aufmerksamkeit wieder auf Ihren Fixpunkt. Wiederholen Sie das immer wieder. Das klingt vielleicht langweilig, ist es aber nicht (zugegeben, anfangs werden Sie sich dabei ab und zu langweilen, aber das geht vorbei!). Für mich ist Meditation die Zeit, in der ich jeden Morgen meine Mitte finde, einen ruhigen, friedlichen Ort in mir selbst. Von dort aus beginne ich meinen Tag. Allmählich habe ich sowohl in mir als auch in meiner Umwelt Feinheiten bewußter wahrgenommen.

Oft hat es den Anschein, daß die positiven Auswirkungen der Meditation gar nicht von der Meditation selbst herrühren. Vielleicht regen Sie sich nicht mehr so stark wie früher über einen Nachbarn auf oder Sie explodieren nicht mehr wegen Nichtigkeiten. Vielleicht schreiben Sie eine solche Veränderung den »äußeren Umständen« zu, während Sie sich in Wirklichkeit innerlich verändern. Meditation verändert die Art, wie Sie die Dinge wahrnehmen.

Eine einfache Meditationsform

Nicht jede Methode der Meditation wirkt bei jedem. Es gibt Dutzende von Meditationstechniken, von sehr einfachen bis zu sehr komplizierten. Programmieren Sie den Mißerfolg nicht durch die Wahl einer Technik vor, die Ihnen schwerfällt. Herbert Benson beschreibt eine einfache Technik, die er zwar nicht erfunden, aber sehr leicht verständlich formuliert hat. Sie verbindet ein Mantra (ein Wort oder einen Satz, die ständig wiederholt werden) mit der Atmung.

Wählen Sie ein Wort oder einen kurzen Satz, der Ihrer spirituellen Einstellung entspricht; Sie können aber auch eine sehr allgemeine Affirmation oder ein neutrales Wort nehmen. So einfache Sätze wie *Ich bin Liebe, Gott ist Liebe* oder *Gleichgewicht und Harmonie* erfüllen den Zweck. Oder Sie nehmen ein Wort wie *Frieden, Freude, Liebe* oder *Eins*. Die Indianer Südwest-Amerikas haben einen sehr schönen Satz, der sich wunderbar zum Meditieren eignet: *Geh im Gleichgewicht.* Er schließt die Vorstellung ein, mit dem gesamten Universum in Harmonie zu leben und jede Handlung in Einklang mit dem Fluß des Universums zu bringen.

Wiederholen Sie Ihren gewählten Satz oder Ihr Wort bei jeder Ausatmung. Der Satz muß kurz sein, damit Sie nicht außer Atem kommen. Versuchen Sie nicht, Ihre Atmung zu beeinflussen; sie wird manchmal kurz und manchmal lang sein, flache und tiefe Atmung können abwechseln.

Wie lange meditieren?

Beginnen Sie mit *fünf bis zehn Minuten täglich.* Wenn Sie sich bei zehn Minuten einpendeln, ist das ein ausgezeichnetes Ergebnis. Sollten Sie es schaffen, Ihre Meditation allmählich auf zwanzig Minuten auszudehnen, wäre das wunderbar. Fast jeder profitiert von einer zehn- bis zwanzigminütigen täglichen Meditation. Und wer zweimal täglich meditiert, hat einen spürbaren Nutzen davon.

Dr. Wilkey regt an, nicht mehr als zweimal täglich zwanzig Minuten zu meditieren, weil sonst tiefere geistig-psychische Prozesse in Gang kommen können, die die meisten Menschen weder wünschen noch verarbeiten können. Wenn Sie den Entschluß fassen, länger zu meditieren, suchen Sie sich am besten einen Lehrer, der Ihnen dabei helfen kann, die durch längeres Meditieren ausgelösten Erfahrungen zu verstehen.

Körperliche Bewegung

Lassen Sie nicht nur Ihrer Seele Flügel wachsen; bringen Sie auch Ihren Körper auf Trab. Bewegung ist der Gegensatz zum Steckenbleiben in alten Verhaltensmustern. Sie werden nicht nur körperlich von regelmäßiger Bewegung profitieren, sondern auch psychisch, weil Sie »Bewegtheit« schaffen, wo sich bisher wenig bewegt hat.

Sie haben wahrscheinlich keine große Lust auf körperliche Bewegung, wenn Sie zuviel gegessen haben. Das ist verständlich. Aber vergessen Sie nicht, daß Sie einige stark eingefahrene Verhaltensmuster ändern wollen, und Bewegung ist eine der Methoden, die dabei helfen können. Bewegung soll keine Strafe für zu reichliches Essen sein. Fangen Sie einfach damit an, einen Spaziergang einzulegen, so oft es Ihr Alltag erlaubt. Ideal wäre einmal täglich, aber seien Sie nachsichtig mit sich. Ein zehnminütiger Spaziergang zweimal die Woche wird jemandem, der täglich fünf Kilometer joggt, wenig erscheinen, aber es ist immerhin ein Anfang für den, der bisher gar nichts getan hat. Es ist besser als gar keine Bewegung, und Sie können Ihr Bewegungsprogramm jederzeit ausweiten, was Häufigkeit und Länge betrifft.

Gehen ist eine der besten Bewegungsübungen überhaupt. Beginnen Sie mit einem zehnminütigen Spaziergang am Wochenende, in Ihrem Viertel oder in einem Park in der Nähe, und steigern Sie sich langsam auf *zwanzig Minuten viermal die Woche*. Aerobic, Radfahren oder Joggen sind ebenfalls ausgezeichnete Bewegungsarten.

Bewegung kann den Stoffwechsel so verändern, daß Kalorien schneller verbrannt werden, und im Gehirn die Produktion von sogenannten Endorphinen ankurbeln. Diese Substanzen versetzen uns in Hochstimmung und können sogar Schmerzen abblocken. Endorphine haben in der Regel auch eine hungerdämpfende Tendenz, so daß Sie nach einem Spaziergang vielleicht weniger hungrig sind als vorher.

Falls Sie in diesem Punkt aber die Ausnahme sind und nicht die Regel, dann trinken Sie nach körperlicher Bewegung ein Glas Wasser oder essen etwas Obst. Vielleicht haben Sie zuviel Wasser verloren, oder Ihr Blutzuckerspiegel ist etwas zu niedrig. Wenn Sie in regelmäßigen Abständen essen, wird Bewegung Sie eher durstig als hungrig machen. Trinken Sie über den ganzen Tag verteilt mehr Wasser. Wenn Sie dann glauben, Sie hätten Hunger, achten Sie genau darauf, was Ihr Körper wirklich will, anstatt automatisch zu einer Leckerei zu greifen.

Bewegung darf nicht zur Ausrede werden, beim Essen kräftig zuzuschlagen. Auch ein energischer halbstündiger Marsch gleicht ein Dessert oder eine Tüte Kartoffelchips nicht aus. Die Absicht ist vielmehr, ein bißchen überschüssiges Fett abzubauen und den Muskeln mehr Spannkraft zu geben. Wenn Sie sich durch Ihre tägliche Bewegungsroutine erst einmal gesünder fühlen, steigt die Wahrscheinlichkeit, daß Sie dieses Gefühl beibehalten und gern gesunde Speisen in maßvollen Portionen essen möchten.

Ein guter Start in den Tag

Die wichtigste »Nahrung« für Ihren Körper jeden Morgen ist ein positiver Gedanke. Reservieren Sie dafür die ersten 15 bis 20 Minuten nach dem Aufwachen, und lassen Sie eine Affirmation oder eine Seite aus einem Buch, das Ihnen inneren Auftrieb gibt, auf sich einwirken. Ein positiver Gedanke am Beginn des Tages wird beeinflussen, wie Ihr ganzer Tag abläuft. Sie werden den kleinen Dingen im Leben mehr Aufmerksamkeit schenken und mit sich selbst und anderen Menschen einfühlsamer umgehen.

Vielleicht wollen Sie Ihren Tag auch mit einer Meditation beginnen, denn sie schenkt Ihnen Ruhe und Konzentration. Sie hilft Ihnen, auf Ihren Körper zu hören und seine Botschaften wahrzunehmen. Anschließend können Sie je nach Zeit und Lust ein wenig Körpertraining einlegen, bevor Sie zu den Tagesaktivitäten übergehen, oder Sie machen Ihren Spaziergang nach der Arbeit. Affirmationen oder Visualisierungen können über den ganzen Tag verteilt entweder spontan durchgeführt werden, oder Sie stellen sich einen »Stundenplan« dafür auf. Erweitern Sie langsam und schrittweise Anzahl und Länge Ihrer Übungen. Aber übertreiben Sie nicht! Finden Sie heraus, welcher Aufwand für Sie bequem ist; dann geben Sie sich einen Schubs und gehen ein kleines bißchen darüber hinaus.

Meditation, Affirmation und Visualisierung, körperliche Bewegung – mit diesem abgerundeten Programm werden Sie Geist und Körper, Ihre inneren Einstellungen und Ihre Wahrnehmungen der Außenwelt erneuern. Nutzen Sie nicht nur eine, sondern alle diese Techniken. So unterstützen Sie die Veränderungen, die in Ihnen ablaufen, sowohl auf seelischer wie auf körperlicher Ebene.

Lola wollte heiraten und Kinder haben, aber gleichzeitig fürchtete sie sich davor, wie ihre Mutter zu werden: eine Perfektionistin, die große Schwierigkeiten hatte, glückliche Beziehungen aufrechtzuerhalten. Lolas Verwandte betonten, daß sie ihrer Mutter viel stärker ähnle als ihre vier Schwestern. Sie und ihre Mutter hatten blaue Augen, dieselbe Haarfarbe, denselben Hauttyp und auch ähnliche Persönlichkeitszüge.

Zuerst fühlte sich Lola geschmeichelt. Als sie aber älter wurde, bekam sie Angst vor einer allzu großen Ähnlichkeit mit ihrer Mutter. Als sie mich das erste Mal zur Beratung aufsuchte, fiel mir auf, daß sie immer dann zuviel aß, wenn sie deprimiert oder niedergeschlagen war. Gemeinsam versuchten wir, die Puzzleteile ihrer Kindheit zusammenzusetzen:

Meine Mutter schien sehr oft unglücklich zu sein. Sie und mein Stiefvater stritten viel und verließen sich andauernd gegenseitig. Ich hatte das Gefühl, ihre Kinder bedeuteten eine Last für sie, vor allem ich, daher behielt ich meine Probleme immer für mich.

Lola durchschaute ihre Familiensituation, aber die Einsichten, die sie aus ihrer Psychotherapie und durch mich gewann, genügten nicht, um ihr Eßverhalten zu ändern. Wir machten im Verlauf einiger Monate ein paar kleine Fortschritte, die aber weder Lola noch mich zufriedenstellten. Bis ihr schließlich eine positive Affirmation half, die Angst zu überwinden, so wie ihre Mutter zu werden.

»Sie müssen die Unterschiede zwischen Ihnen und Ihrer Mutter auf einer tieferen Ebene begreifen. Sicher gibt es hier und da ein paar kleinere Aspekte in Ihrer beider Persönlichkeit und Erfahrungen, die ähnlich sind, aber es bestehen doch große Unterschiede. Ihre Mutter hat früh geheiratet und viele Kinder bekommen; Sie haben sich entschieden, nicht zu heiraten. Das ist ein riesiger Unterschied. Sie können doch nie wie eine Mutter mit Kindern sein. Begreifen Sie das?«

Sie nickte langsam, aber ich konnte sehen, daß ihre Ängste keinesfalls beschwichtigt waren.

»Wie wär's damit?« fragte ich und begann, eine Affirmation für sie zu formulieren: »Ich bin anders als meine Mutter.«

Lolas Gesicht hellte sich auf.

»Sie haben Angst, genau wie sie zu werden, alles perfekt zu machen – und damit zu scheitern. Aber wenn Sie mit Ihrer Mutter bestimmte Persönlichkeitszüge teilen, die Sie ablehnen, können Sie doch sagen, ›ich möchte diesen Teil meiner Persönlichkeit ändern‹ und an dieser Veränderung arbeiten. Auf der anderen Seite können Sie in sich auch nach den positiven Seiten Ihrer Mutter suchen und sagen, ›diese Eigenschaften möchte ich beibehalten‹.«

Mir war das bis jetzt nicht bewußt, aber ich habe ihre positiven Eigenschaften nie gesehen. Ich war zu sehr damit beschäftigt, die negativen zu vermeiden.

»Was hat Ihnen an Ihrer Mutter gefallen?« fragte ich.

Lola lächelte:

Wir Kinder haben uns prächtig entwickelt. Wir waren alle aufgeweckt und sind nie in Schwierigkeiten geraten. Es gab immer genug zu essen, auch in schweren Zeiten. Mutter war erfinderisch. Sie konnte immer etwas aus der Situation machen. Wenn sie Zitronen ergatterte, machte sie Limonade. Das bewundere ich wirklich an ihr, und ich habe es noch nie ausgesprochen.

Lola unterdrückte ihre Tränen, ihre Stimme war belegt vor Erregung. »So sind Sie auch, wissen Sie das?« sagte ich. »Egal, wie hart es kommt, Sie suchen nach einer

Lösung, bis Sie sie finden. In dieser Hinsicht sind Sie Ihrer Mutter sehr ähnlich.«
Lola saß ruhig da und dachte über meine Worte nach. Sie konnte es akzeptieren, eine Überlebenskünstlerin zu sein wie ihre Mutter.

»Tat sie ihr Bestes?« fragte ich weiter.

Ja, meine Mutter hat ihr Bestes gegeben. Das kann man wohl sagen. Sie hatte ihre Fehler und ihre Grenzen, die sie von ihrer eigenen Mutter mitbekommen hat. Aber – und das möchte ich in meine Affirmation einbeziehen, sie hat wirklich ihr Bestes gegeben. Ach, ist das ein gutes Gefühl!

»Geben Sie in Ihrem Leben Ihr Bestes?«

Meistens schon. Ich würde sagen, ich gebe sehr oft mein Bestes.

»Können Sie das akzeptieren? Ist es in Ordnung, nicht *immer* perfekt zu sein, auch wenn Sie es gern wären?« Lola nickte. Ich fuhr fort: »Also geben Sie meistens Ihr Bestes. Genau wie Ihre Mutter.« Sie lächelte.

»Ich glaube, wir haben Ihre Affirmation: ›Meine Mutter hat getan, was sie konnte. Ich bin nur für mein eigenes Glück verantwortlich, und ich bin die glückliche, gesunde, ausgeglichene Person, die ich schon immer sein wollte.‹«

Lola widersprach:

Was das letzte betrifft, weiß ich nicht so recht. Ich fühle mich jetzt gar nicht glücklich oder ausgeglichen.

»Das weiß ich. Aber meine Affirmation ist immer eine Aussage in der Gegenwart, auch wenn sie im Moment noch nicht zutrifft. Probieren Sie sie doch einfach aus. Sagen Sie den letzten Satz ein paarmal laut vor sich hin.«

Sie probierte herum, fühlte sich aber immer noch nicht wohl.

Mir kommen so viele Gefühle dabei hoch.

»Gut. Ich glaube, diese Gefühle werden wach, weil etwas in Ihnen die Wahrheit dieser Aussage erkennt. *Ein Teil* von Ihnen ist glücklich, gesund und ausgeglichen. Wenn Sie eine starke emotionale Bewegung spüren, ist das ein Zeichen für die Stimmigkeit Ihrer Affirmation. Je öfter Sie sie benutzen, desto wohler werden Sie sich dabei fühlen, weil Sie die Wahrheit darin immer klarer erkennen werden. Am Anfang haben Sie nicht verstanden, daß sich Ihre Mutter nicht weniger unzulänglich als Sie fühlte. Und Ihr Gefühl der Unzulänglichkeit, weil Sie manchmal bei aller Anstrengung nicht perfekt sein können, kommt von der Einsicht, daß Ihre Mutter ihr Bestes gab.«

Was Sie da sagen, ist sehr versöhnlich. Versöhnlich mir selbst und meiner Mutter gegenüber. Das hat mir bisher sehr gefehlt.

Wir sahen uns ein paar Wochen später wieder, in denen Lola ihre Affirmation etwa zehn Minuten täglich wiederholt hatte. Sie sah viel besser aus und fühlte sich auch besser, hatte auch beim Essen nicht so oft die Kontrolle verloren wie früher. Sie gab zu, daß sich langsam etwas in ihr veränderte.

»Ich weiß, daß Sie letztes Mal recht skeptisch waren, ob das Arbeiten mit Affirmationen sinnvoll ist«, sagte ich. »Wie stehen Sie jetzt dazu?«

Ich hatte meine Zweifel, weil ich glaubte, ich würde mich damit von der Realität entfernen. Aber was ich für die Realität hielt, war nur ein Teil der Wahrheit. Affirmationen waren für mich Schnickschnack, weil ich glaubte, sie hätten nichts damit zu tun, was wirklich abläuft. Heute denke ich anders darüber.

40

Lolas Angst, wie ihre Mutter zu werden, machte sie unglücklich und war ein Grundproblem in ihrem Leben, das viele ihrer Beziehungen trübte. Ihre Affirmation half ihr dabei, ihre Ängste realistischer einzuschätzen und zu begreifen, daß sie ihrer Mutter nie gleichen würde. Und sie konnte jetzt zum ersten Mal zugeben, was sie bisher immer abgestritten hatte: daß ihre Mutter Eigenschaften besaß, die Lola bewunderte, und daß sie genau diese Eigenschaften auch an sich selbst mochte.

Teil II
Wenn Essen mehr als Nahrung bedeutet

Nahrung ist ein Grundpfeiler unseres Lebens. Wir essen jeden Tag, Ausnahmen sind Krankheit, Fasten- oder Notzeiten. Essen bleibt vielleicht wie in der Säuglingszeit ein Ausdruck von Liebe oder wird zum Mittel, sich Anerkennung zu verschaffen, zum Symbol des Machtkampfes innerhalb einer Familie oder ein nichtsprachlicher Ausdruck für beliebige andere Faktoren. Wir setzen Essen als Belohnung oder Bestrafung ein, als Ausdruck der Verweigerung oder als eine Methode, um uns zu beschäftigen, uns zu beruhigen oder neue Energie zu holen. Für viele von uns dient Essen selten ausschließlich der Ernährung. Es hat zusätzliche Bedeutungen angenommen, mit denen wir uns kaum auseinandersetzen und über die wir uns vielleicht nicht einmal bewußt sind.

Feste feiern ohne Essen ist undenkbar. Das Schwelgen in süßen oder üppigen Köstlichkeiten gehört einfach dazu, und wir werden wenig oder überhaupt nicht unter den Folgen zu leiden haben. Aber wenn ein solches Eßverhalten zwanghaft wird oder wenn wir uns gar nicht mehr kontrollieren können, ist es Zeit zu überlegen, ob wir in richtiger und gesunder Weise essen.

Jede Familie hat ihre eigenen Eßgewohnheiten. Am Anfang ißt man wie seine Eltern. Sobald man eigene Wege geht, ändert sich das ein wenig, aber immer noch stammt ein großer Teil der Eßgewohnheiten und der Einstellung gegenüber dem Essen aus der Kindheit und der Rolle, die dabei Mütter, Tanten oder Großmütter gespielt haben.

Was und wie wir essen, ist zum Gegenstand heftiger Auseinandersetzungen geworden. Während wir diskutieren, welche Nahrungsmittel am gesündesten sind und wie wir uns die Zeit zur Zubereitung schaffen, essen wir weiter, zwei- bis dreimal täglich, manchmal öfter, nicht selten zuviel.

Wir nehmen zu und stoßen auf gesellschaftliche Ablehnung. Wir suchen nach einer Diät, die uns hilft, unser Eßverhalten unter Kontrolle zu bringen – aber ohne zu überlegen, wie und warum dieses Verhalten in unserer Familie seinen Anfang nahm. Wir entdecken eine neue Diät oder ein Ernährungsprogramm und lassen uns davon begeistern, bis uns eine Freundin einen vernichtenden Artikel zeigt, der von Modediät oder, schlimmer noch, von gesundheitlichen Gefahren spricht.

Kein Wunder, daß wir verwirrt sind. Kein Wunder, daß wir aufgeben und einfach essen, worauf wir Lust haben. Kein Wunder, daß wir zuviel essen. Es ist höchste Zeit, daß wir uns genauer anschauen, wie wir essen, was wir essen und warum wir so essen. Wir müssen den verschiedenen Bedeutungen nachgehen, die das Essen über seinen ursprünglichen Sinn hinaus angenommen hat. Wenn wir das Wie und Warum unserer Eßgewohnheiten verstehen, können wir anfangen, aus den Eßzwängen auszubrechen, die typisch für unsere Familie sind.

In den folgenden Kapiteln werden Sie auf praktische Übungen stoßen, die mit »Was tun?« überschrieben sind. Diese Übungen sind Ihr Trainingsprogramm für die Psyche. Sowohl Sie als auch Ihre Tochter werden nicht nur großen Nutzen aus den positiven Affirmationen ziehen, sondern auch daraus, Gedanken niederzuschreiben oder sich an die Vergangenheit zu erinnern, das Eßverhalten in Tagebuchnotizen festzuhalten oder eine Liste von Alternativen zu bisherigen Verhaltensmustern aufzustellen. Wenn Sie sich selbst besser verstehen und herausfinden, wo Ihr Verhalten seine Wurzeln hat, werden Sie mit Ihrer Tochter über Ihre Erkenntnisse sprechen können. Ermutigen Sie sie dazu, ihre Gefühle mit Ihnen zu teilen.

Einige praktische Übungen werden Ihnen dabei helfen, den seelischen Ursprüngen Ihres Eßverhaltens nachzugehen. Andere wiederum dienen dazu, körperliche Mangelerscheinungen aufzudecken und Ihnen zu zeigen, wie Sie sie ausgleichen können. Halten Sie alles, was für Sie von Bedeutung ist, in Ihrem Notizbuch fest, und verzeichnen Sie auch Ihre jeweiligen Fortschritte.

3

Essen als Ersatz für Liebe

Für Babys ist Nahrung gleich Liebe. Später wird Nahrung ein Ersatz für Liebe. Essen kann das warme, tröstliche Gefühl der Befriedigung geben, das dem Geliebtwerden so nahe kommt, daß Sie beide Gefühle vielleicht verwechseln. Essen Sie immer dann zuviel, wenn Sie eigentlich das Bedürfnis nach menschlicher Nähe haben und wenn es niemand gibt, der die Leere ausfüllt? Vielleicht greifen Sie dann zu Eis, Kartoffelbrei oder Pudding, die Sie an Babynahrung oder an Ihre Lieblingsspeisen aus der Kindheit erinnern, und rufen auf diese Weise das Gefühl in sich wach, wie Sie als Kind umarmt und getröstet wurden. Oder Sie verbieten sich zu essen, weil Sie sich für einen schrecklichen Menschen halten, wenn niemand Sie liebt.

Das Gefühl des Ungeliebtseins liegt vielen Eßstörungen zugrunde. Manchen ist dieses Gefühl bewußt, aber oft wird es durch das Bedürfnis nach Aufmerksamkeit und Bestätigung oder Gefühle der Verlassenheit, Einsamkeit oder Wut verdeckt, doch im Grunde leiden wir darunter, daß wir uns nicht genug geliebt fühlen. Weil wir die enge Assoziation zwischen Nahrung und Liebe sozusagen schon mit der Muttermilch in uns einsaugen, geben wir sie auch nach außen weiter. Wenn wir anderen zu essen anbieten, zeigen wir damit unsere Liebe.

Immer, wenn ich an Oma Wimmer zurückdenke, erinnere ich mich, wie sie mich an sich drückte, bis ich zu ersticken glaubte, und mich in die Backen kniff, bis ich schreien wollte – und ich erinnere mich, daß sie immer am Kochen und Backen war. »Iß ein paar Kekse«, drängte sie jedesmal, wenn ich sie besuchte, und schob einen Teller vor mich hin. Und ich saß an ihrem Küchentisch und futterte Kekse, während sie mir ohne etwas zu sagen lächelnd zusah und mir immer wieder Milch in mein Glas nachgoß.

Oma Wimmer war nicht meine wirkliche Großmutter. Sie war die Mutter der besten Freundin meiner Mutter und wohnte nur ein paar Häuser weiter. Noch viele Jahre nach ihrem Tod sprach meine Mutter manchmal von ihr: »Sie hatte dich sehr lieb.«

»Ja, ich weiß«, antwortete ich. »Sie war sehr warmherzig, obwohl ich mich eigentlich nie mit ihr unterhalten habe. Aber ich mußte mich immer mit ihr hinsetzen und Kekse essen, auch wenn ich gar keinen Hunger hatte.«

Opa Fuchs (mein echter Großvater) hat mir auch nie gesagt, daß er mich liebte, aber irgendwie wußte ich es. Immer, wenn er zu Besuch kam, zog er aus seiner Manteltasche Süßigkeiten für mich und meinen Bruder. Sie bedeuteten für mich, daß wir für Opa ganz besondere Menschen waren und daß er uns liebte. Deutlicher hat er seine Gefühle nie ausgedrückt. Leider habe ich diese Art und Weise, Liebe auszudrücken, für mich übernommen und griff immer zu Keksen und Süßem, wenn ich ein bißchen Liebe brauchte. Meldete sich später ein Junge nach der ersten Verabredung mit mir nicht mehr, verschlang ich Süßigkeiten.

Opa Fuchs und Oma Wimmer waren nur zwei von den vielen Menschen, die mich schon in jungen Jahren lehrten, daß Essen Liebe ist. Wir hören es immer wieder von Freunden und Verwandten, während wir größer werden, und oft kommt die Botschaft aus verschiedenen Richtungen gleichzeitig. Das Ergebnis: Wir wachsen in dem Glauben auf, Essen und Liebe seien ein und dasselbe.

Bis wir lernen, Essen von Liebe zu trennen, bis wir Essen als Nahrung begreifen und das Anbieten von Essen als nur *eine* Art, Liebe auszudrükken, werden wir jedesmal, wenn wir uns ungeliebt fühlen oder anderen unsere Liebe zeigen wollen, Essen einsetzen. Dabei fallen wir einem groben Irrtum zum Opfer. Es ist keine Lösung, jedesmal zu essen, wenn wir Liebe empfangen oder zeigen wollen. Wir können emotionale Leere nicht durch etwas Materielles auffüllen; es wird uns innerlich nicht befriedigen. Wenn ein solches Eßverhalten auf Sie zutrifft, werden Sie es unbewußt an Ihre Tochter weitergeben.

Was tun?

1. *Affirmation: Ich gebe und empfange Liebe, und das ist Nahrung für meine Seele. Ich esse, um meinem Körper Nahrung zu geben.*

2. Schreiben Sie in Ihr Notizbuch etwas über Ihre Gefühle nieder, die Essen im Zusammenhang mit Liebe bei Ihnen auslöst. Essen Sie, wenn Sie sich ungeliebt fühlen? Greifen Sie zu Naschereien, wenn Sie eine innere Leere spüren, bei der es sich nicht um körperlichen Hunger handelt? Wurde in Ihrer Kindheit zu Hause oder bei Freunden Essen als Ausdruck von Liebe verstanden?

Überlegen Sie einmal, wie Sie sich fühlen, bevor Sie zuviel essen. Wie lange hält die Befriedigung an, wenn Sie essen, um Ihre innere Leere auszufüllen? Nur solange Sie kauen, schmecken und schlucken? Fühlen Sie sich wieder unbefriedigt, sobald Sie aufgegessen haben?

Versuchen Sie den Unterschied zwischen Ihrem Bedürfnis, geliebt zu werden, und dem Bedürfnis, echten Hunger zu stillen, wahrzunehmen. Sobald Sie das nächste Mal zum Essen greifen, um ein emotionales Loch zu stopfen, versuchen Sie erst einmal, sich selbst mit Liebe zu erfüllen.

3. *Übung »Herz voller Liebe«:* Setzen Sie sich mit geschlossenen Augen an einem ruhigen Ort hin (wenn Sie kein anderes Plätzchen finden, gehen Sie ins Badezimmer!). Wölben Sie Ihre Hände mit nach oben gerichteten Handflächen vor sich zu einer Schale. Lassen Sie in sich das Bild eines Menschen aufsteigen, der Sie liebt oder geliebt hat, oder denken Sie an jemand, den Sie lieben.

Sehen Sie diese Liebe als etwas Greifbares, als Substanz, die Gewicht und Form besitzt, und stellen Sie sich vor, wie sie Ihre Hände erfüllt, bis Sie nicht mehr davon aufnehmen können. Fühlen Sie, wie Ihre Hände schwer von dieser Liebe werden.

Führen Sie Ihre Hände jetzt zu Ihrem Herzen, atmen Sie tief aus, und erlauben Sie der Liebe in Ihren Händen, Ihr Herz zu erfüllen. Atmen Sie langsam und tief ein, bis alle Liebe, die Sie in Ihren Händen gesammelt haben, in Ihrem Herzen ist. Denken Sie dabei: Ich werde geliebt. Ich bin ein wertvoller Mensch. Ich bin ich, das ist genug, und diese Liebe erfüllt mich.

4. Sagen Sie Ihrer Tochter, daß Sie sie lieben? Wenn Sie ihr als Ausdruck Ihrer Liebe etwas zu essen bereiten, sagen Sie ihr dann, was Sie damit eigentlich beabsichtigen? Ißt sie, wenn es ihr schlecht geht oder wenn sie sich ungeliebt fühlt?

Wenn Sie Ihrer Tochter aus Liebe etwas besonders Leckeres kochen, zeigen Sie Ihre Gefühle zuerst als etwas, das nichts mit dem Essen zu tun hat. Drücken Sie Ihre Liebe mit Worten aus. Sagen Sie ihr, daß sie ein prima Mädchen ist. Erklären Sie ihr, daß Sie nicht immer Worte dafür finden können, wie sehr Sie sie lieben, und daß Sie ihr manchmal Ihre Liebe dadurch zeigen wollen, indem Sie ihr etwas kaufen oder etwas Besonderes zu essen machen. Sie solle aber das eine nicht mit dem anderen verwechseln und glauben, Essen und Liebe seien ein und dasselbe.

Zeigen Sie ihr die Übung »Herz voller Liebe«. Erklären Sie ihr, wie sie Ihre Liebe empfangen kann, wenn sie das Bedürfnis danach hat. Die Fähigkeit, Liebe zu empfangen, stärkt uns mehr als alles andere und kann uns von Grund auf verwandeln. Lehren Sie Ihre Tochter, sich selbst zu lieben.

4

Essen als Ersatz für Zuwendung und Bestätigung

Sonja garnierte das Brathähnchen mit Petersilienröschen, stäubte Paprika über das Kartoffelpüree und legte ein paar Kirschtomaten auf den gemischten Salat. Als das Essen so perfekt aussah wie im Frauenjournal, servierte sie es auf dem Eßtisch. Es war ein ganz normaler Abend ohne Gäste.
Das tägliche Zubereiten der Mahlzeiten fand Sonja langweilig. Überhaupt war ihre Rolle als Hausfrau und Mutter nicht ganz das, was sie sich vorgestellt hatte. Aus der geistvollen, kreativen Frau vor der Heirat war eine Köchin und Haushälterin für eine vierköpfige Familie geworden. Sie liebte ihre Familie, haßte aber die Hausarbeit. An dem täglichen Einerlei von Einkaufen, Kochen und Putzen konnte sie nichts Besonderes finden. Nichts oder nur sehr wenig daran konnte ihr ein Gefühl des eigenen Werts vermitteln. Oft fühlte sie sich den ganzen Tag über völlig unbeachtet, aber beim Abendessen bekam Sonja Beachtung. Ihre Familie lobte sie über den grünen Klee, wenn eine einfache Mahlzeit hübsch angerichtet war. Deshalb versuchte sie jeden Abend, sich selbst zu übertreffen.

Wer kann Sonja oder andere Frauen dafür tadeln, wenn sie sich so sehr anstrengen, wegen ihrer Kochkünste geliebt zu werden? Das Lob für das appetitlich angerichtete und servierte Essen ist der Ausgleich für die sonstige Nichtbeachtung, ist die so dringend benötigte Bestätigung, geschätzt und geliebt zu werden.
Wir fühlen uns entweder um unserer Person oder um unserer Taten willen geliebt. Viele von uns sind ohne das Gefühl aufgewachsen, es genüge, einfach wir selbst zu sein. Wir mußten etwas Vorzeigbares leisten, um die Liebe unserer Eltern zu »verdienen«: eine Eins im Examen schreiben, ein Instrument beherrschen oder ein köstliches Essen zubereiten.
Manchmal betrachtet die Familie das Mutterdasein als selbstverständlich. Vielleicht sehen Mann und Kinder nicht, was Frauen täglich für sie tun, und wenn sie es sehen, reden sie vielleicht nicht darüber oder zeigen ihre Anerkennung nicht. Eine Mutter fühlt sich schnell abgewertet, vor allem, wenn sie ihren Wert nicht selbst erkennt.
Sonja war der Ansicht, daß ein Mensch nur geschätzt wird, wenn er etwas

Besonderes leistet. Und diese Auffassung vermittelte sie auch ihrer Tochter: Man wird nicht einfach dafür geliebt, weil man eine fürsorgliche Person ist. Die Arbeit, die man täglich macht, ist nicht genug. Wenn man beachtet werden will, muß man besondere Anstrengungen unternehmen.

Das ist nicht der einzige Grund, warum Frauen kochen, um Beachtung und Zuwendung zu bekommen. Vielleicht ist Ihre Mutter für Sie ein negatives Rollenvorbild, und Sie wollen ihr so wenig wie möglich ähneln, wollen sich in Ihrem Verhalten von ihr abgrenzen. Wenn sie zufällig eine schlechte Köchin war, die Familie überwiegend aus der Dose ernährte oder einfach nicht gern kochte, wollen Sie das vielleicht zweihundertprozentig ausgleichen und sich in der Kochkunst ganz besonders hervortun. Während Ihre Mutter in ihrer Arbeit, als Künstlerin, durch karitative Tätigkeiten, als Organisatorin oder als gute Freundin Bestätigung suchte, wollen Sie vielleicht für Ihre raffinierten Menüs Anerkennung ernten.

Wenn Sie etwas Besonderes kochen, kann das auch der Versuch sein, Schuldgefühle aufzuwiegen, zum Beispiel, weil Sie nicht mehr Zeit mit Ihrer Familie verbringen. Falls Sie auch noch beruflich engagiert sind, kann die Zubereitung von Leibspeisen eine Möglichkeit für Sie sein, sich immer noch als gute Hausfrau zu fühlen. Wenn Sie an der Hausfrauenrolle nur wenig Geschmack finden, vermitteln Sie Ihrer Tochter vielleicht, das Dasein als Ehefrau und Mutter sei weniger befriedigend als eine Arbeit außer Haus. Es ist für Sie und Ihre Tochter aber wichtig zu erkennen, daß es genügt, Sie selbst zu sein.

Wir haben nicht immer das Gefühl, allein schon deshalb Wert zu besitzen, weil wir der Mensch sind, der wir sind, deshalb messen wir unserer Arbeit Wert zu. Manchmal überschätzen wir die Bedeutung beruflicher Tätigkeiten. Ein Kind zu einem glücklichen, gesunden und liebesfähigen Menschen großzuziehen ist ein ungeheuer wichtiger Beitrag zur Erhaltung des Lebens auf diesem Planeten. Alles, was Sie tun, besitzt Wert, nicht nur das Zubereiten von Mahlzeiten oder köstlichen Menüs für Ihre Familie und Freunde.

Wenn Sie in Ihrer Tätigkeit Erfüllung finden, brauchen Sie nicht unbedingt Bestätigung oder Anerkennung von anderen Menschen. Sie wissen selbst, daß Sie etwas gut gemacht haben, und finden darin Ihre Befriedigung. Auch das Pausenbrot für Ihre Tochter herzurichten, kann zu einer Quelle der Befriedigung werden, wenn Sie sich bewußt machen, daß Sie ihr etwas Nahrhaftes mitgeben, das gut schmeckt, und daß Sie ein Rollenvorbild für sie sind. Wenn Sie die Mahlzeit ohne solche Gedanken zusammenstellen und diese Tätigkeit nur als eine lästige Pflicht empfinden, übersehen Sie sowohl den Wert des Essens als auch den Ihrer eigenen Person.

Kochen Sie deshalb gern und bringen Raffiniertes auf den Tisch, weil Sie anders sein möchten als Ihre Mutter? Dann sollten Sie die Beachtung und Bestätigung, die Sie dafür bekommen, in die richtige Perspektive rücken. Zwar ist es erfreulich, wenn Freunde und Familie Sie für Ihre Kochkünste loben, doch sollten Sie lernen, allein schon aus der Zubereitung Genuß und Befriedigung zu ziehen. Legen Sie nicht zuviel Gewicht auf den Beifall anderer.

Es besteht ein großer Wert darin, sich liebevoll um andere Menschen zu kümmern. Wenn Sie sich die Mühe machen, für Ihre Familie und Freunde bestimmte Speisen sorgfältig zuzubereiten, kann schon das Wissen, wie sehr sie das Essen genießen, Befriedigung genug sein. Falls keiner Lob oder Anerkennung zollt, sind vielleicht Gedankenlosigkeit oder Sorgen der Grund. Aber auch wenn keiner etwas sagt, wird doch der Gaumen die Speisen erkennen; Sie schenken Genuß, ob Sie dafür nun Dank ernten oder nicht. Die Aufmerksamkeit und Bestätigung durch andere ist nicht so wichtig wie die Erkenntnis Ihres eigenen Werts. Betrachten Sie alles, was von anderen kommt, als Extra-Zugabe.

Was tun?

1. *Affirmation: Ich bin ich, und das genügt.*

2. Hat Ihre Mutter Komplimente erwartet, wenn sie etwas Besonderes gekocht oder ein Lieblingsessen serviert hat? Achten Sie auf Ihre Motive, wenn Sie etwas kaufen oder kochen, was Ihrer Familie besonders gut schmeckt. Machen Sie eine Woche lang eine Liste aller Nahrungsmittel, die Sie deshalb kaufen oder zubereiten, weil andere sie mögen. Notieren Sie, wie Sie sich fühlen, wenn Sie diese Speisen servieren, und ob Ihnen jemand sagt, wie sehr er Sie dafür schätzt. Bieten Sie Essen als Geschenk an, das von Herzen kommt, oder warten Sie auf eine Reaktion, die Ihnen ein Gefühl der Befriedigung gibt?

3. Fühlen Sie sich leer und nicht geschätzt, wenn Sie von Ihrer Familie keinen Dank für eine Lieblingsspeise oder etwas besonders Feines ernten? Haben Sie das Gefühl, Ihre Rolle als Mutter wird als etwas Selbstverständliches betrachtet? Erzählen Sie Ihrer Familie, wie lange Sie für ein bestimmtes Essen gebraucht haben, in der Hoffnung auf Lob und Bewunderung? Wenn Sie das nächste Mal für Ihre Familie kochen und Beifall dafür erwarten, sprechen Sie ruhig einmal an, daß Sie sich oft für Ihre Kochkünste geschätzt fühlen, aber nicht für die vielen anderen Dinge, die Sie den ganzen Tag über erledigen. Lassen Sie die anderen wissen, wie sehr wir alle Bestätigung brauchen.

4. Kochen Sie etwas Feines für andere, wenn Sie besondere Beachtung brauchen? Wie fühlen Sie sich, wenn Ihnen jemand seine Anerkennung dafür zeigt? Wie fühlen Sie sich, wenn Sie keine Zuwendung dafür bekommen? Mögen Sie die Speisen selber gern, oder denken Sie nur an die Vorlieben der anderen? Nehmen Sie sich ein paar Minuten Zeit, um über diese Fragen nachzudenken, und schreiben Sie sich in Ihrem Notizbuch ein paar Gedächtnisstützen für Ihre Motive beim Kochen auf.

5. *Tag des Lobes:* Bitten Sie Ihre Familie, eine Woche lang täglich jedes Familienmitglied für eine kleine Sache, die es getan oder gesagt hat, zu loben. Sprechen Sie am Ende der Woche oder jeden Abend darüber, wie sich der einzelne dabei gefühlt hat. Wiederholen Sie diese Übung einmal im Monat: Setzen Sie einen »Tag des Lobs« fest. Dabei soll das Lob nicht nur für vorzeigbare Taten gelten, sondern auch dafür, ein liebevoller Mensch zu sein.

6. Hilft Ihnen Ihre Tochter beim Kochen? Wenn ja, was ist der wichtigste Aspekt Ihrer vereinten Bemühungen: daß Ihre Tochter von Ihnen etwas über gesunde und schmackhafte Speisen lernt, daß Sie etwas gemeinsam tun oder daß sie vom Rest der Familie für das Essen gelobt wird?
Bereiten Sie zusammen mit Ihrer Tochter eine Mahlzeit zu. Wählen Sie einen Zeitpunkt, an dem Sie nicht in Eile sind und ihr ohne Ungeduld ihre Mithilfe zeigen können. Denken Sie daran, daß Sie ihr etwas beibringen, das sie vielleicht eines Tages Ihren Enkelinnen überliefern wird. Betrachten Sie die gemeinsam verbrachte Zeit und die Freude an der gemeinsamen Arbeit als wichtiger als alle Reaktionen, die von anderen kommen. Sagen Sie Ihrer Tochter, wieviel Spaß es Ihnen macht, etwas gemeinsam mit ihr zu tun und ihr Ihr Wissen beizubringen. Sagen Sie ihr, daß Sie sie lieben, aber nicht deshalb, weil sie kocht und Ihnen hilft.

5

Wer ißt mit? Ein Deckmäntelchen fürs Essen

Jeden Abend nach dem Essen, wenn sich die Familie im Wohnzimmer vor dem Fernseher versammelte, fand das Ritual statt. »Wer will was?« fragte meine Mutter und erhob sich aus ihrem Sessel. Schweigen. »Hat jemand Hunger?« fragte sie weiter und ging in Richtung Küche.

»Nein danke«, antworteten mein Bruder und ich im Chor, weil wir wußten, daß wir uns äußern mußten, bevor wir ohne Unterbrechungen weiter fernsehen konnten.

Vom Wohnzimmer aus hörten wir, wie sich die Kühlschranktür öffnete. Die Stimme unserer Mutter schnitt wie ein scharfes Messer durch den Film, den wir uns ansehen wollten: »Wie wär's mit ein bißchen Schokoladenpudding?«

»Nein danke, Mami.«

»Wollt Ihr Obst? Ich habe schöne Pflaumen!«

»Nein danke!«

Die Litanei ging weiter: Melonen, Möhren, Wackelpeter, Kartoffelchips, Kuchenreste, Kekse und Milch oder, im Winter, heiße Schokolade mit Sahnebaisers. Meist wurde ich irgendwann schwach. Manchmal gab ich nach, weil die Angebote so lecker klangen und ich noch etwas Platz im Magen hatte, aber hungrig war ich nicht mehr. Manchmal gab ich nur nach, um ungestört weiter fernsehen zu können.

Mutter kam aus der Küche mit den Leckereien zurück. Sie sah sehr befriedigt aus, wenn sie sie herumreichte, sank dann in ihren Sessel und aß ihre Portion mit großem Genuß. Wenn ich in streitbarer Laune war und sie ärgern wollte, lehnte ich bei solchen Gelegenheiten ihre Angebote ab. Dann setzte sie sich hin und schaute schuldbewußt kauend zu mir herüber. »Das schmeckt sehr gut«, sagte sie dann. »Bist du sicher, daß du nichts davon willst?«

»Ja wirklich, danke.«

Sie aß weiter, aber ich hatte den Eindruck, als ob ihr Genuß nicht mehr ganz so groß war, wenn wir nicht mitschlemmten.

Manche Mütter bieten ihren Kindern zu essen an, weil sie Schuldgefühle bekommen, wenn sie allein essen. Sie schieben ihre Kinder vor und lenken damit von ihren eigenen Eßzwängen ab. Wenn Sie Ihrer Familie etwas zu essen aufdrängen, merken die anderen vielleicht nicht, wieviel Sie selbst essen, aber sie werden merken, daß Sie von Schuldgefühlen getrieben werden. Ihre Schuldgefühle beim Essen werden sich wahrscheinlich auch auf Ihre Tochter übertragen. Und wenn Sie versuchen, andere zum Mitessen zu bewegen und dadurch zu verschleiern, wieviel Sie selbst in sich hineinstopfen, wird Ihre Tochter diese Vernebelungstaktik vielleicht auch von Ihnen lernen.

Andere Mütter kasteien sich wegen ihrer Gewichtsprobleme derart, daß sie stellvertretend ihren Töchtern und anderen Menschen das Essen aufzwingen, das sie sich selbst verweigern, und ziehen daraus ihren Genuß. Diese Form der Enthaltsamkeit kann für die Mutter problematisch werden und bei der Tochter für Verwirrung sorgen, weil sie nicht weiß, ob sie den Worten oder den Taten der Mutter glauben soll.

Ich glaube nicht, daß meine Mutter ihr Verhalten bewußt als Deckmantel einsetzte. Es war vielmehr ihr Versuch, sich geliebt zu fühlen. Keiner von uns konnte nach dem gehaltvollen Abendessen, das immer mit einer Nachspeise endete, noch sehr hungrig sein. Überhaupt kam selten wirklicher Hunger auf. Wir aßen, weil wir noch etwas hinunterbekommen konnten, und nicht, weil wir Hunger hatten. Das war ein kulturelles Verhaltensmuster, das meine Mutter in ihrer Familie gelernt hatte und an ihre Kinder weitergab.

Was sich mir tief eingeprägt hat, ist ihr Gesichtsausdruck, den ich als Schuldbewußtsein deutete. Seit damals hatte ich immer den Drang, mit anderen mitzuessen, egal ob ich Hunger hatte oder nicht, nur damit sie sich nicht schuldig zu fühlen brauchten. Und es kam schon mal vor, daß ich meinen Freunden zu essen aufdrängte, damit ich selbst keine Schuldgefühle bekam, wenn ich alleine aß.

Was tun?

1. *Affirmation: Ich esse immer mit meiner besten Freundin – mit mir selbst.*

2. Suchte Ihre Mutter in Ihrer Kindheit nach »Mitessern«, um zu bemänteln, daß sie selbst zuviel aß? Wie fühlten Sie sich, wenn Sie mitaßen? Wie fühlten Sie sich, wenn Sie bei solchen Gelegenheiten nicht mitaßen? Formulieren Sie in Ihrem Notizbuch ein oder zwei ausführliche Abschnitte darüber, was Sie als Kind fühlten, wenn Ihre Mutter zuviel aß. Schreiben Sie auch etwas über Ihre Gefühle, wenn Sie selbst heute zuviel essen.

3. Essen Sie lieber in Gesellschaft als allein? Haben Sie Schuldgefühle oder ist es Ihnen unangenehm, wenn Sie in Anwesenheit anderer Leute als einzige essen? Essen Sie mehr, weniger oder dieselben Mengen, wenn andere nicht mitessen? Führen Sie ein paar Tage lang Buch darüber, wieviel Sie essen, wenn Sie allein sind, und wieviel Sie in Gesellschaft essen. Falls hier Unterschiede bestehen, versuchen Sie den Grund dafür herauszufinden und notieren Sie ihn in Ihrem Tagebuch.

4. Fragen Sie Ihre Tochter, ob sie mitessen möchte, wenn Sie außerhalb der Mahlzeiten essen? Ißt sie allein oder scheint sie sich wohler zu fühlen, wenn sie mit anderen ißt? Sprechen Sie mit ihr darüber und sagen Sie ihr, wie Sie sich selbst fühlen, wenn Sie allein oder mit anderen essen. Geben Sie sich beide die Erlaubnis, ohne Schuldgefühle zu essen, wann Sie wollen.

6

Essen als Ersatz für Kommunikation

Lea war acht Jahre alt, ihr Bruder sechs. Alt genug, um für ihre Eltern als Geburtstagsüberraschung ein kleines Festessen zu organisieren, samt hübscher Tischdecke und richtigen Stoffservietten. Sie luden ein paar Verwandte und Freunde ihrer Eltern ein, damit eine richtige Party daraus würde. Der Tisch war perfekt gedeckt. Auf jedem Platz stand ein Teller vom feinsten Porzellanservice der Familie, und auf jedem Teller war ein kleines Häschen angerichtet: Der Körper bestand aus einer Birnenhälfte, der Stummelschwanz aus einem Klacks Frischkäse, Rosinen waren die Augen, eine Kirsche die Nase, und Mandeln stellten die Ohren dar. Lea und ihr Bruder hatten den ganzen Tag gebraucht, um das Essen zuzubereiten, und sie hatten viel Zeit darauf verwendet, die Gäste anzurufen und alles geheimzuhalten. Lea strömte über vor Liebe für ihre Eltern, und sie kannte keine andere Art, ihre Liebe zu zeigen, als durch ein Festmahl.
Ihr Leben lang kochte Helene, Leas Mutter, raffinierte Gerichte für ihre Familie und Freunde. »Ich hab dich lieb« – diese Worte kamen ihr nie über die Lippen. Lea lernte schließlich, daß ihre Mutter genau das meinte, wenn sie etwas Besonderes kochte, und so wurde das auch ihre einzige Art, ihre Liebe für andere auszudrükken.
Helene hatte zu ihrer Tochter keine sehr enge Beziehung, wie auch damals nicht zu ihrer eigenen Mutter. Sie und Lea waren so verschieden; sie war eine Mutter, eine Erwachsene, und ihr Kind war . . . so jung eben. Auch ihre Mutter hatte nicht viel Zeit mit ihr verbracht, und Helene konnte sich an niemand sonst ein Beispiel nehmen. Fast das einzige Zusammensein der Familie waren die gemeinsamen Mahlzeiten am Familientisch. Ohne Worte sagte Helene dadurch: »Ich will euch nahe sein und etwas mit euch teilen. Ihr und ich, wir sind so verschieden voneinander. Nur bei diesen Gelegenheiten fühle ich mich euch nahe, nur auf diese Weise kann ich euch meine Liebe zeigen. Alles, was darüber hinausgeht, ist mir unangenehm.«
Aber weil Lea Worte hören wollte, hatte sie immer das Gefühl, daß etwas fehlte. Sie fühlte eine innere Leere, die sie durch Essen auszufüllen versuchte. Aber soviel sie auch in sich hineinstopfte, nie bekam sie die »Nahrung«, nach der sie sich sehnte: Gespräche mit ihrer Mutter, wie ihre Freundinnen sie hatten, Liebesworte allein dafür, daß sie war, wie sie war, tägliche Umarmungen und Küßchen.
Lea hat heute begriffen, was sie als Kind entbehrt hatte, und es fällt ihr leichter, Liebe zu finden, ohne daß Essen dabei im Spiel sein muß. Sie hat gelernt, ihre Gefühle mehr mit Worten auszudrücken und Essen als Nahrung zu betrachten.

Essen als Ersatz für Kommunikation kann eine einfache Form der Gemeinsamkeit herstellen, wenn es schwer fällt, sich in Worten auszutauschen. Wie Lea und ihre Mutter essen oder kochen auch Sie vielleicht, anstatt Ihre Liebe auszusprechen, oder Sie laden jemand zum Essen ein oder machen sich allein ein schönes Essen, anstatt über eine Enttäuschung oder eine bedrückende Situation zu sprechen.

Einmal, in einer heißen Sommernacht, fühlte ich mich elend und verlassen. Ich hatte keine Lust zu lesen, deshalb wollte ich mir etwas zu naschen besorgen. Ich fuhr zu einer Eisdiele mit der Absicht, mir einen Becher Eis zu kaufen, statt dessen kaufte ich dreißig Kugeln. Wieder in meiner Wohnung, begann ich, das Eis zu löffeln. Erst schmeckte es köstlich, dann etwas weniger gut, aber immer noch gut genug, um weiterzuessen. Außerdem tröstete mich das Süße, Cremige. Obwohl es eine der heißesten Nächte des Jahres war, begann ich zu frieren, denn Milchprodukte können die Körpertemperatur senken. Ich schlotterte vor Kälte, was mich aber nicht davon abhielt, immer weiter zu essen.
Ich sehe mich noch heute, wie ich vor einem auf Hochtouren laufenden Heizlüfter Eis futterte, obwohl es im Zimmer über dreißig Grad heiß war. Ich konnte einfach nicht aufhören. Nach ungefähr der Hälfte überkam mich plötzlich das Gefühl, ich müßte mich beim nächsten Löffel übergeben. Widerwillig stellte ich meinen Tröster in den Kühlschrank und ging ins Bett.
Am nächsten Morgen ging es mir psychisch besser, und ich überlegte, ob ich mir Müsli oder Toast zum Frühstück machen sollte. Da fiel mir das restliche Eis ein. Obwohl ich zu widerstehen versuchte und mir klar machte, daß ich das Eis lieber zu einer passenderen Gelegenheit aufessen sollte, löffelte ich es zum Frühstück bis zum letzten Rest auf.

Es kommt häufig vor, daß wir zuviel essen, wenn wir einsam und verstört sind. Oft tun sich auch zwei Frauen zusammen und essen, ohne hungrig zu sein, wenn eine von ihnen Probleme in ihrer Beziehung oder mit ihrer Arbeit hat. Es braucht nicht einmal besonders gut zu schmecken. Schon das gemeinsame Essen vermittelt die Illusion geteilter Gefühle. Aber das Gefühl der Gemeinsamkeit beim Essen ist nicht annähernd so tief wie beim Austausch von Gefühlen und Gedanken im Gespräch.
Wenn Sie sich durch Essen mitteilen, verzichten Sie auf tiefere Kommunikation und geben durch Ihr Beispiel eine problematische Lehre an Ihre Tochter weiter. Sie fördern, daß sie sich in ihrem Leben genauso verhalten wird. Sie heißen es gut, sich durch die Zubereitung einer leckeren Mahlzeit auszudrücken anstatt durch die Worte: »Ich hab dich lieb. Ich finde dich gut.« Ihre Tochter wird ebenfalls ihre Gefühle wortlos mitzuteilen versuchen; sie kennt ja nichts anderes. Und weil diese Art der Kommunikation vieles ungesagt und ungeteilt läßt, wird sie das Gefühl haben, daß etwas

fehlt. Und das Naheliegendste, um diese Leere zu füllen, ist Essen. Ein solches Verhaltensmuster kann Ihre Tochter dazu bringen, zuviel zu essen, selbst wenn Sie es nicht tun.

So schwer es Ihnen auch fällt, Ihre Gefühle mit anderen zu teilen oder sich über Ihre Gefühle klar zu werden – es ist sehr wichtig, daß Sie es lernen, wenn Sie sich selbst oder Ihrer Tochter helfen wollen.

Es ist noch gar nicht so lange her, daß wir begonnen haben, über unsere Gefühle zu sprechen. Vor zwanzig oder mehr Jahren war es üblich, stillschweigend zu leiden, Konflikte nicht auszutragen, niemand zu beunruhigen und auf keinen Fall anderen seine Probleme aufzubürden. Heute rücken wir von dieser Art Selbstverleugnung ab und bemühen uns, andere mehr an uns teilhaben zu lassen. Diese Gemeinsamkeit wird tiefer, wertvoller, wenn wir mit Worten zueinander sprechen.

Was tun?

1. *Affirmation: Ich kenne meine Gefühle, und ich fühle mich wohl dabei, wenn ich sie meiner Familie und liebevollen Freunden mitteile.*

2. *Brief »Das hab ich Dir nie erzählt«:* Fühlten Sie sich als Kind Ihrer Mutter nahe? Haben Sie mit ihr über Ihre Gefühle ebenso wie über Ihre täglichen Aktivitäten gesprochen? Oder gab es zwischen Ihnen beiden eine Distanz, und Sie haben nicht viel mit ihr geredet? Hat sie je mit Ihnen über sich selbst gesprochen?

Schreiben Sie darüber einen Brief an Ihre Mutter, den Sie allerdings nicht abschicken. Er ist nur eine Übung, um Ihre Gefühle auf Papier zu bringen und dingfest zu machen. Es ist nicht wichtig, ob Ihre Mutter noch lebt oder nicht. Dieser Brief ist für *Sie* bestimmt. Berichten Sie Ihrer Mutter von einem Ereignis in Ihrer Kindheit, das Sie ihr nicht mitteilen konnten oder wollten. Achten Sie darauf, was Sie empfinden, bevor Sie den Brief schreiben. Erzählen Sie Ihrer Mutter, wie Sie sich fühlten, als die Sache passierte, und warum Sie damals nicht mit ihr darüber sprechen konnten. Beschreiben Sie Ihre Gefühle so genau wie möglich. Sagen Sie Ihrer Mutter, was Sie sich damals von ihr gewünscht hätten – daß sie zuhört, Ihnen einen Rat gibt, Sie an ihrer Schulter weinen läßt, Sie umarmt.

Lesen Sie sich den fertigen Brief laut vor. Wie fühlen Sie sich, nachdem Sie sich in Worten ausgedrückt haben? Fühlen Sie sich zufriedener oder erleichtert? Konnten Sie sich als Erwachsene offener mitteilen?

3. *Bekenntnisse:* Sprechen Sie mit Freunden über Ihre Gefühle? Sind Ihre Freundschaften auf echter Kommunikation, auf dem Austausch von Gedanken begründet oder sind sie oberflächlicher? Fühlen Sie sich unwohl, wenn Sie über sich selbst sprechen? Haben Sie das Gefühl, solche Gespräche seien »zu persönlich«?

Verabreden Sie sich mit einer Freundin, um über Ihre Gefühle zu sprechen. Bitten Sie sie, einfach zuzuhören, und reden Sie über ein Erlebnis, das Sie verletzt, wütend gemacht oder beglückt hat. Es ist nicht wichtig, ob Ihre Freundin an diesem Erlebnis beteiligt war. Sie sollen einfach einüben, Ihre Gefühle mit jemandem zu teilen und sich dabei wohl zu fühlen.

Wenn Sie sich ausgesprochen haben, sagen Sie ihr, vor welchem Kommentar Sie jetzt Angst haben. Das, und nicht die erzählte Geschichte, ist das wahre »Bekenntnis«. Zum Beispiel: »Ich habe Angst, du hältst mein Verhalten für albern« oder »Ich habe Angst, daß du mich nicht mehr magst, weil ich so etwas getan habe.«

Jetzt kann sie Ihnen erklären, was sie wirklich empfunden hat. War es das, was Sie gedacht haben, oder haben Sie Ihre eigenen Ängste in sie projiziert? Vielleicht wird sie sagen: »Ich bin traurig, daß du mir das nicht schon früher erzählen konntest.« Teilen Sie Ihre Gefühle mit ihr.

4. War es einfacher für Sie, mit Ihrer Mutter Gemeinsamkeit beim Essen als bei Gesprächen über Gedanken und Gefühle zu finden? Ist es leichter für Sie, Nähe zu Ihren Freunden oder Ihrer Tochter zu empfinden, wenn Sie zusammen essen, als wenn Sie miteinander reden? Sprechen Sie mit Ihrer Tochter über Ihre Gefühle genauso wie über konkretere Dinge, zum Beispiel, was Sie tagsüber gemacht haben? Fragt sie Sie um Rat, oder geht sie zu ihren Freunden oder anderen Menschen?

Wenn Ihre Tochter alt genug ist, beginnen Sie, mit ihr über sich zu reden und sie nach ihrer Meinung zu fragen. Sagen Sie ihr, was Sie bei einem Problem oder Ereignis empfinden, anstatt es nur zu beschreiben. Erklären Sie ihr, daß Sie auf ihre Meinung Wert legen, und daß Sie das Gefühl haben, Sie hätten einiges versäumt, weil Sie sich nicht schon früher einander mitgeteilt haben.

5. Sagen Sie Ihrer Tochter, wie gut es Ihnen tut, Ihre Gefühle mit ihr zu teilen. Ermutigen Sie sie dazu, dasselbe zu tun, und hören Sie ihr zu, ohne zu urteilen. Geben Sie ihr bedingungslose Unterstützung. Erinnern Sie sich: Das haben Sie sich als Kind auch von Ihrer Mutter gewünscht. Geben Sie Ihrer Tochter alles, was Sie von Ihrer eigenen Mutter haben wollten, aber nicht bekommen konnten.

7

Essen als Belohnung oder Strafe

Essen als Belohnung

Ich hatte mein Knie so schlimm aufgeschürft, daß meine Mutter mit mir zu unserem Hausarzt ging. Es tat höllisch weh, als er mit der Pinzette kleine Steinchen aus der Wunde zog und sie mit einem jodgetränkten Wattebausch abrieb. Als mein Knie verbunden war, fühlte ich mich zittrig und war nahe daran, in Tränen auszubrechen. »Nimm dir einen Lutscher, Kathrin«, rief mir der Arzt zu, während ich zur Tür hinkte. Ich wühlte die große Glasschale voller Süßigkeiten durch, bis ich meinen Lieblingslutscher gefunden hatte. Ich wußte, hätte ich geweint oder mich schlecht benommen, wäre ich rasch und ohne Lutscher aus dem Sprechzimmer verabschiedet worden. Schon früh hatte ich gelernt, daß gutes Benehmen, besonders in schwierigen Situationen, oft mit einer Leckerei belohnt wird.

Als ich von zu Hause auszog, jagte eine Schwierigkeit in meinem Leben die andere, und jedesmal genehmigte ich mir eine eßbare Belohnung. Nach jeder Klausur an der Uni ging ich zur Eisdiele und kaufte mir einen Milchshake, anstatt mit meinen Kommilitonen in der Cafeteria Tee zu trinken. Diese Angewohnheit trug einiges zu meinem Übergewicht bei. Denn es gab immer etwas, für das ich mich belohnen konnte, und weil ich damit so übertrieb, wurde ein Problem daraus.

Die kleine Pauline ging mit ihrer Mutter in Papas Büro. Seit seinem Tod fühlte sie sich dort sehr unwohl, aber ihre Mutter mußte öfters dorthin, und Pauline mußte sie begleiten. Sie saß an einem leeren Schreibtisch und begann zu malen, um sich die Zeit zu vertreiben. Jedesmal, wenn sie Papas Büro betrat, wurde sie traurig. Sie wünschte, sie könnte anderswo hingehen, irgend jemand besuchen, anstatt hierher zu kommen.

Wenn sie das Büro verließen, gingen sie immer um die Ecke zum Imbißstand. Im Nu besserte sich Paulines Laune, so bald sie sich ihren Hot Dog, eine Limonade und Pommes frites bestellte. Das schmeckt lecker, dachte sie. Sie biß in das knackige Würstchen in der weichen Semmel und schlürfte ihr prickelndes Getränk. Ihre Traurigkeit löste sich auf. Pauline und ihre Mutter gönnten sich nach jeder unangenehmen Erfahrung etwas Leckeres, und sogar heute noch teilt Pauline Nahrungsmittel in zwei Kategorien ein: normales Essen und leckeres Essen, letzteres gibt es als Belohnung.

Der Geschmack bestimmter Speisen kann uns an die Süße des Lebens erinnern oder uns von seinen bitteren Momenten ablenken. Wir greifen danach, wenn wir außer uns vor Freude sind, wenn wir nicht wissen wohin mit unseren Gefühlen und wenn wir uns durch Essen beruhigen wollen; oder wir lenken uns mit Essen ab, wenn wir von unangenehmen Gedanken gequält werden. Viele Frauen betrachten Essen als »beste Medizin«. Ein solches Eßverhalten wurzelt fast immer in der Kindheit und wird später im Leben unter ähnlichen Umständen stets wiederholt.

Als Kinder verbinden wir besondere Leckereien oft mit dem erfolgreichen Überstehen schwieriger Situationen, die uns körperlich oder psychisch strapazieren. Manchmal ist eine solche Belohnung durchaus angebracht, wenn man zum Beispiel den ganzen Tag für eine Schulaufgabe gebüffelt oder am freien Samstag im Haushalt mitgeholfen hat. Aber es kann auch ausufern und zur Gewohnheit werden. Als Erwachsene behalten wir dieses Belohnungssystem bei. Nach einem harten Arbeitstag gehen wir mit einer Freundin ein Bier trinken. Wenn uns die Autowerkstatt teure Reparaturen ankündigt, trösten wir uns mit einem Eisbecher. Wenn wir am Wochenende das Haus oder die Wohnung putzen, anstatt uns zu entspannen und etwas zu machen, worauf wir Lust haben, gönnen wir uns danach ein üppiges Menü. Das haben wir von unseren Müttern gelernt.

Auch Ihre Tochter wird es von Ihnen lernen. Versetzen Sie sich in Ihre Kindheit zurück und überlegen Sie, wie dieses Eßverhalten begonnen hat.

Was tun?

1. *Affirmation: Liebe zu empfinden ist meine größte Belohnung.*

2. Erinnern Sie sich, ob Sie in Ihrer Kindheit nach unangenehmen Erlebnissen mit Naschereien getröstet wurden? Hat Ihre Mutter Sie auf diese Weise »bestochen«, damit Sie sich gut benehmen, wenn Sie mit ihr irgendwohin gegangen sind? Wurden Sie mit Eßbarem für Leistungen wie guten Schulnoten oder Aufräumen belohnt? Belohnen Sie Ihre Tochter mit Eßbarem, ähnlich wie es Ihre Mutter getan hat?

Schreiben Sie in Ihr Notizbuch, wie wichtig in Ihrer Kindheit Essen als Belohnung für Sie war. Haben Ihre Eltern diese Belohnung vernünftig oder übertrieben eingesetzt? Haben Sic Ihr kindliches Verhalten aus Gewohnheit beibehalten und es auf Ihre Tochter übertragen?

3. Machen Sie eine Liste anderer Belohnungen, die Sie sich als Kind anstelle von Schleckereien gewünscht hätten. Hätten Sie gern mehr Spiele mit Ihren Eltern gespielt? Wären Sie gern zu einem besonderen Anlaß abends länger aufgeblieben? Hätten Sie gern ein Lieblingsbuch vorgelesen bekommen? Oder wären Sie schon glücklich gewesen, wenn Ihnen Ihre Mutter einfach gesagt hätte, wie toll Sie sind, und Ihnen einen dicken Kuß gegeben hätte?

Machen Sie als nächstes eine Liste der Dinge, mit denen Sie sich jetzt gern belohnen möchten. Vielleicht wollen Sie sich Zeit zum Lesen nehmen oder um einem Hobby nachzugehen, Ausflüge ins Grüne machen, ins Kino gehen oder sich von der Kosmetikerin pflegen lassen. Suchen Sie nach Genüssen, die nichts mit Essen zu tun haben.

4. Welche Freuden gönnen Sie Ihrer Tochter? Belohnen Sie sie immer mit etwas zum Naschen? Was mag sie sonst noch gern? Haben Sie ihr in letzter Zeit ein Buch vorgelesen, mit ihr einen Film angeschaut oder sie umarmt und ihr gesagt, wie stolz Sie auf sie sind?

Machen Sie eine Liste von Belohnungen, außer Leckereien für Ihre Tochter. Lassen Sie sie selbst Vorschläge machen. Sagen Sie ihr auch bei jeder Belohnung, daß Sie alles an ihr schätzen und sie vor allem deshalb lieben, weil sie ist, wie sie ist. Wir brauchen nicht als Trost für jede schwierige Situation oder als Anerkennung für jede Leistung eine Nascherei; viel größer ist unser Bedürfnis, anerkannt und geliebt zu werden. Setzen Sie diese neuen Belohnungen in die Tat um. Sagen Sie Ihrer Tochter immer erst einmal, welche Gefühle Sie für sie haben. Belohnen Sie sie erst mit Worten, Umarmungen und Küssen, dann eventuell mit etwas Materiellem. Naschereien sollten in den Hintergrund treten.

Essen als Strafe

Daniela setzte sich zum Abendessen an den Küchentisch. Oje, dachte sie, Mama muß wieder böse auf mich sein. Daniela war nicht sicher, was sie angestellt hatte, aber ihr Abendessen sah ganz danach aus, als ob ihr Vergehen ziemlich schlimm gewesen wäre. Auf ihrem Teller lag eine kleine Frikadelle und ein paar grüne Bohnen. Sie zählte sie: Es waren sechs Stück. Sechs Bohnen und ein bißchen Fleisch für eine hochschießende Elfjährige? Daniela wußte nicht, warum sie so wenig zu essen bekam, aber sie war entschlossen, es ihrer Mutter irgendwie heimzuzahlen. Sie würde eine Woche lang ihr Zimmer nicht aufräumen. Das brachte ihre Mutter immer zur Weißglut.

Es war Daniela schon länger aufgefallen, daß sie immer sehr kleine Portionen bekam, wenn sich ihre Mutter über sie ärgerte. Warum *sagte* sie Daniela nicht einfach, was los war? Und warum war sie überhaupt so oft böse? Daniela aß langsam in der Hoffnung, das Essen würde länger reichen. Als sie vom Tisch aufstand, hatte sie immer noch Hunger.

Ester, Danielas Mutter, ärgerte sich seit Jahren über das schlechte Benehmen ihrer Tochter. Daniela machte nie einen Finger krumm, wenn sie um Mithilfe im Haushalt bat. Danielas Zimmer war ein einziges Chaos, das Bett fast nie gemacht, und sie weigerte sich, ihrer Mutter zur Hand zu gehen. Ester hatte es satt, immer wieder dieselbe Platte aufzulegen. Sie hatte längst jeden Versuch aufgegeben, mit Daniela darüber vernünftig zu reden. Das Leben war schon anstrengend genug mit einer Tochter, die sich weigerte, ihren Anteil an Arbeit zu übernehmen.

Das einzige, was Ester dazu einfiel, war die Strafe, die sie selbst als Kind erlitten hatte: Hunger. Wenn Daniela oft genug hungrig bleiben mußte, würde sie vielleicht endlich etwas begreifen und ein bißchen mitarbeiten, um ihren Platz zu Hause zu verdienen. Wie bei ihrer Mutter blieben auch bei Ester Vorratsschränke und Kühlschrank leer, und sie gab Daniela nur so viel zu essen, daß sie nicht unterernährt war.

Als Daniela älter wurde, machte sie sich dieses Verhalten selbst zu eigen. Immer, wenn sie sich nicht wohl in ihrer Haut fühlte, ohne den genauen Grund zu kennen, bestrafte sie sich mit Essensentzug. Hatte sie bei einer Prüfung schlecht abgeschnitten, machte sie sich nichts zu essen. Und wenn sie schließlich bereit war, sich wieder zu verzeihen, tat sie das, worauf sie bei ihrer Mutter immer vergeblich gewartet hatte: Sie belohnte sich überreichlich mit ihren Lieblingsspeisen.

Kindern aus erzieherischen Gründen bestimmte Genüsse – etwa eine Nachspeise – vorzuenthalten, kann eine angemessene Strafe sein, die eine wirkungsvolle Lehre erteilt. Eltern können dadurch ein Kind wachrütteln, das sämtliche Ermahnungen verschlafen hat. Wenn sie dem Kind ein besonderes Essen versprechen und ihr Versprechen bei schlechtem Betragen zurücknehmen, *wobei sie die Gründe erklären,* ist das Kind durch diese Strafe vielleicht sogar erleichtert.

Wenn aber der Entzug von Essen auf die Spitze getrieben wird, ist das eine grausame Art, Zorn und Ärger auszudrücken. Eine Strafe soll einem Kind verstehen helfen, daß es sich schlecht benommen hat, es dazu bringen, über sein Verhalten nachzudenken und in Zukunft anders zu handeln. Das Kind darf aber nicht ernsthaft darunter zu leiden haben.

Ein Kind, das nicht genug zu essen bekommt und Hunger leidet, obwohl es weiß, daß die Eltern es sich leisten können, es ausreichend zu ernähren, begreift die Welt nicht mehr und entwickelt Aggressionen. Wir haben alle das Recht auf Wohnung, Kleidung und Nahrung – nicht nur ein bißchen davon oder die meiste Zeit über, sondern ausreichend und immer. Wenn

Eltern als Strafe das Essen auf ein Minimum beschränken, machen sie sich der seelischen und körperlichen Kindesmißhandlung schuldig.

Ein Kind so zu bestrafen ist nicht nur unmoralisch und strafbar; das Kind wird auch zu der Überzeugung gelangen, es müsse ein schrecklicher Mensch sein, um eine solche Strafe zu verdienen. Es wird vielleicht viele Jahre brauchen, um zu verstehen, warum es durch Nahrungsentzug so streng bestraft wurde. Vielleicht wird es das auch niemals verstehen, dieses Verhalten verinnerlichen und sich selbst und andere auf diese Weise bestrafen.

Essensmißbrauch als Strafe kann auch anders aussehen: Eine Frau ißt vielleicht absichtlich zuviel, um sich körperliches oder seelisches Leid zuzufügen. Wenn Sie glauben, Sie müßten bestraft werden, oder wenn Sie eine Tendenz zur Selbstzerstörung haben, essen Sie vielleicht Nahrungsmittel, von denen Sie Blähungen oder Durchfall bekommen, oder Sie essen einfach zuviel, bis Ihnen übel wird. Diese Art Strafe sorgt dafür, daß Sie sich ein paar Stunden am Tag unbehaglich fühlen, weil Sie glauben es zu verdienen, aber sie bewirkt noch mehr. Verdauungsprobleme könnten die Folge sein, deren Behandlung viele Jahre dauern kann, und die möglicherweise zu ernsthaften Magen- und Darmbeschwerden oder zu Nahrungsmittelallergien führen (siehe Kapitel 20).

Sie können sicherlich bessere Methoden finden, um sich zu tadeln, die Ihnen körperlich nicht schaden; oder vielleicht können Sie auch das Problem ganz aus der Welt schaffen und sich einfach verzeihen. Es gibt gar nichts, was Sie tun oder je getan haben, das nicht verziehen werden kann.

Wenn Sie im Übermaß essen, dann Schuldgefühle bekommen und sich als »schlecht« beschimpfen, um sich in dem Glauben zu bestärken, daß Sie nichts taugen (was Sie ja schon immer wußten), dann liegt es auf der Hand, daß Sie Essen als Strafe benutzen. Vielleicht hat man Ihnen als Kind erzählt, Sie seien »böse« oder würden nie etwas richtig machen. Das waren eben die Methoden mancher Erwachsener, die Sie zu einem anderen Benehmen bringen wollten. Jetzt ist es an der Zeit, solche Strafmethoden abzulegen und den Menschen zu vergeben, die Sie damals nicht verstanden haben oder die Situation nicht mit mehr Liebe klären konnten.

Was tun?

1. *Affirmation: Ich bin liebenswert, und ich verzeihe jedem, der diesen Teil von mir nicht sieht.*

2. Waren Sie als Kind oft hungrig, weil man Sie mit Essensentzug bestrafte? Haben Sie das als angemessene Strafe empfunden, oder schien Ihnen das übers Ziel hinaus geschossen? Hat Ihnen Ihre Mutter den Grund für diese Strafe erklärt? War sie ein Mensch, der Ihnen in Worten sagte, wie er sich fühlt, oder hat sie es Ihnen statt dessen durch ihr Verhalten gezeigt?

Bestrafen Sie sich selbst, indem Sie sich Nahrung vorenthalten? Können Sie die Gründe für Ihr Handeln verstehen? Können Sie erkennen, daß Sie nur Ihr Bestes gegeben haben oder daß Sie das nächste Mal bewußter sein und sich anders verhalten werden? Können Sie sich vergeben, anstatt sich zu bestrafen? Können Sie Ihrer Mutter vergeben, daß sie Sie mit Essensentzug bestraft hat, weil sie nicht wußte, wie sie sonst mit der Situation fertig werde sollte?

Denken Sie am Anfang einfach darüber nach, auf welche Weise Sie oder Ihre Mutter Essen als Strafe eingesetzt haben. Machen Sie sich darüber eventuell Notizen; vielleicht wollen Sie diese unangenehmen Erinnerungen, die Sie wachgerufen haben, aber auch einfach wieder davonziehen lassen.

3. *Briefe an die Mutter:* Schreiben Sie einen Brief, der mit »Liebe Mutter« beginnt und in dem Sie Ihrer Mutter Ihren Zorn zu verstehen geben. Teilen Sie ihr mit, wie Sie sich fühlten, als sie Ihnen zur Strafe nichts zu essen gab. Es ist nicht nötig, den Brief abzuschicken, aber es ist nötig, Ihrem Ärger Ausdruck zu verleihen, ohne daß Ihnen dadurch Schwierigkeiten entstehen. Lesen Sie den fertigen Brief noch einmal durch.

Schreiben Sie als nächstes einen zweiten Brief, in dem Sie Ihrer Mutter verzeihen. Erklären Sie ihr, Sie hätten begriffen, daß sie damals zwar das ihr einzig Mögliche tat, daß Sie die Strafe aber tiefer verletzte, als sie vielleicht wahrgenommen hat. Erzählen Sie ihr, wie Sie über Ihr Recht auf Nahrung denken. Sprechen Sie über andere Möglichkeiten der Bestrafung, die angemessener gewesen wären. Beenden Sie den Brief mit einer ähnlichen Bemerkung wie dieser: »Auch wenn ich nicht ganz verstehe, warum Du das getan hast, verzeihe ich Dir.«

Wenn Sie jemandem verzeihen – einschließlich sich selbst –, befreien Sie sich von Ärger, der insgeheim in Ihnen schwelt. Aus Ihrem Ärger kann nichts Positives entstehen; lernen Sie deshalb, ihn loszulassen. Sonst wird er zerstörerisch, und Sie sind immer wieder mit Aufbauen beschäftigt. Verzeihen hat in Ihrem Leben einen Platz, unausgesprochener Ärger und nagender Groll jedoch nicht.

Eine abgewandelte Form der Übung wäre es, einen Brief an sich selbst zu schreiben, in dem Sie sich verzeihen, daß Sie Essen als Strafe für sich oder Ihre Tochter mißbraucht haben.

4. Bestrafen Sie Ihre Tochter, indem Sie ihr Essen vorenthalten oder darauf bestehen, daß sie ungeliebte Speisen ißt? Beginnen Sie mit ihr zu sprechen. Erklären Sie, daß Sie in Zukunft zu anderen Möglichkeiten greifen wollen und worin der Zweck jeder Strafe besteht: ihr Verständnis zu gewinnen, daß sie ihr Verhalten ändern muß. Sie soll sich deswegen nicht schlecht fühlen oder in Wut geraten.

Wenn sich Ihre Tochter schlecht benommen hat, werden Sie nach einem Gespräch mit ihr vielleicht merken, daß gar keine Strafe nötig ist. Vielleicht genügen schon Argumente und Verständnis. Halten Sie danach eine Strafe für angebracht, sprechen Sie mit ihr darüber. Vielleicht möchte sie etwas leisten, worauf sie dann stolz ist, zum Beispiel ihr Zimmer putzen oder die Wäsche waschen. Erklären Sie ihr, daß Sie ihr etwas beibringen, sie aber nicht verletzen wollen. Bitten Sie um Verzeihung, daß Sie sie früher mit Essensentzug bestraft haben. Wenn sie Ihnen verzeiht, ist das eine Befreiung für beide.

8

Essen als Machtkampf

Als Kind mußte ich alles aufessen, was auf einem Teller war, egal, was es gab. Gelegentlich protestierte ich, zum Beispiel gegen den berüchtigten Spinat. Dann gab es Krach. »Denk' an all die armen, hungernden Kinder«, zürnte meine Mutter und warf einen prüfenden Blick auf meinen Teller, der noch beträchtliche Spinatmengen enthielt.

»Du kannst ihnen das gern schicken«, antwortete ich in der Überzeugung, diese Kinder müßten wirklich halb verhungert sein, um den fasrigen Spinat zu essen. Manchmal konnte ich mit meiner Mutter verhandeln, mußte nur einen Teil der Speisen essen. Bei diesem Abendessen hatte ich keine Chance. Bei jedem Bissen Spinat mußte ich würgen.

»Du kriegst keine Nachspeise, wenn du deinen Spinat nicht ißt«, schaltete sich mein Vater ein. »Das ist mir egal.« Nichts war es wert, daß ich dafür etwas derart Ekliges hinunterwürgte. »Und was anderes kriegst du auch nicht, bevor du den Spinat nicht aufgegessen hast«, fuhr meine Mutter fort. Ich hatte noch keine Ahnung, was das bedeuten sollte. Ich wußte nur, daß ich nicht nachgeben würde, und es sah ganz so aus, als ob meine Mutter auch nicht die Absicht hätte. »Fein«, sagte ich und stand vom Tisch auf. Am nächsten Morgen kam ich in die Küche in der Erwartung, mein übliches Schälchen Cornflakes vorzufinden. Auf meinem Platz stand ein Schüsselchen mit dem Spinat, kalt und noch dunkler als beim Abendessen, weil er die Nacht im Kühlschrank verbracht hatte. Ich ging hungrig in die Schule.

Als ich zum Mittagessen heimkam, stand der Spinat immer noch auf meinem Platz. Als Geste der Versöhnung hatte ihn meine Mutter aufgewärmt, damit er etwas besser schmeckte. Ich wußte, weiter würde sie mir nicht entgegenkommen. Irgendwie leerte ich das Schälchen, ohne mich zu übergeben. Ich wußte nur, daß ich die Schlacht um den Spinat verloren und meine Mutter den Machtkampf gewonnen hatte. Und natürlich dauerte es Jahre, bis ich wieder Spinat essen konnte.

In vielen Familien dominiert der Wille der Eltern. Machen Sie sich als Mutter klar, daß Grenzen setzen und seinen Willen durchsetzen manchmal nur um Haaresbreite voneinander entfernt sind. Überlegen Sie, was Sie eigentlich tun und welche Motive dahinterstecken. Manchmal zeigen Mütter ihre Macht über ihre Kinder, indem sie sie zwingen, verhaßte Speisen aufzuessen. Es gibt bessere Methoden, um Kindern etwas Unbekanntes schmackhaft zu machen oder ihnen den Sinn ausreichender Ernährung zu verdeutlichen. Der Eßtisch sollte nie zum Schlachtfeld werden. Die Folgen solcher Kämpfe werden erst nach Jahren sichtbar. Ich zog aus diesen Vorfällen die Lehre, daß ich zu Hause keine Macht hatte. Dieses Gefühl übertrug sich auf andere Lebensbereiche – einen Großteil meines Lebens fühlte ich mich machtlos. Selbst heute fällt es mir manchmal schwer, Autoritäten in Frage zu stellen.

Wenn ich ins Restaurant gehe, bin ich versucht, alles aufzuessen, was ich serviert bekomme. Sind die Gerichte nicht gut zubereitet oder enthalten Zutaten die ich nicht mehr esse, ist meine erste Reaktion, die Sache stillschweigend zu übergehen. Ich fühle mich manchmal immer noch wie ein hilfloses Kind, dem sowieso niemand zuhört. Bei manchen Gelegenheiten habe ich immer noch das Gefühl, meine Entscheidungen seien mir von jemandem, der stärker ist als ich, aus der Hand genommen worden.

Viele Jahre lang konnte ich niemandem widersprechen, der in autoritärem Ton mit mir redete. Wenn ich nicht der gleichen Meinung war, hielt ich den Mund in der Gewißheit, bei einer Auseinandersetzung den kürzeren zu ziehen. Anstatt über ein Problem zu sprechen, schwieg ich und zog mich zurück. Wie ich mich beim Essen verhielt, verhielt ich mich auch in anderer Beziehung, und Machtkämpfe blieben mein ganzes Leben lang ein wunder Punkt.

Das Gefühl der Machtlosigkeit kann mehrere Ursachen haben als nur eine dominierende Mutter. Oft ist es das Gefühl, bestimmte Dinge im Leben nicht im Griff zu haben. Wer glaubt, er sei nichts wert und ein Versager, kann sich wenigstens dadurch ein »Erfolgserlebnis« verschaffen, indem er nach Lust und Laune schlemmt. Bei diesem Machtkampf ist der Gegner nicht eine Person, sondern das Leben selbst. Wenn Sie aufgegeben haben zu kämpfen, weil Sie sich unfähig zur Bewältigung schwieriger Situationen halten, ist Essen vielleicht der einzige Bereich, in dem Sie nach Belieben schalten und walten können.

Wenn schon kleine Kinder essen, was in sie hineingeht, kann das eine Reaktion auf unvernünftige Forderungen sein, die sich unmöglich erfüllen lassen (»Beim nächsten Zeugnis will ich nur Einser sehen!«). Und es kann eine Reaktion darauf sein, daß sie sich zu Hause als Versager fühlen (»Kannst du nie irgend etwas richtig machen?«).

Essen als Form der Machtausübung hat zwei Seiten. Wenn ein Mensch das Gefühl hat, er zieht grundsätzlich im Leben immer nur den kürzeren, gibt er manchmal auch seine letzten Entscheidungsmöglichkeiten über das, was er ißt, auf. Er wird sich mangelhaft ernähren oder im Übermaß essen. Völlerei kann eine Form des Protests oder der Selbstbehauptung sein. Andere Kinder hungern bei diesem Machtkampf bis zur Magersucht. Bei manchen wechseln Freßphasen mit strengen Diäten, oder sie essen bewußt zuviel, um dick zu werden. Sie wollen es »den Eltern schon zeigen«, doch leider geht der Schuß nach hinten los. Vielleicht gewinnen sie den Machtkampf, doch der Körper und das Selbstbild leiden.

Was tun?

1. *Affirmation: Ich habe Macht und bin ein wertvoller Mensch, und ich achte die Macht der anderen. Ich bin eine liebevolle, kompetente und starke Frau.*

2. Haben Ihre Eltern Sie gezwungen, bestimmte Speisen oder Mengen zu essen, die Ihnen widerstrebten? Hatten Sie ein Mitspracherecht, wie viel oder wie wenig Sie essen wollten? Haben Ihnen Ihre Eltern beim Essen ihren Willen aufgezwungen?
Fühlten Sie sich als Kind machtlos? Dauert dieses Gefühl auch heute noch an? Fühlen Sie sich in Situationen, in denen andere sich anscheinend leichter behaupten können, immer noch hilflos? Ordnen Sie sich Autoritäten unter, weil Sie glauben, Sie könnten sich nicht wehren?
Wenn Sie das nächste Mal in einem Restaurant etwas vorgesetzt bekommen, das nicht Ihren Vorstellungen entspricht, dann lassen Sie es zurückgehen. Wenn Sie die Sauce extra gereicht haben wollen und bekommen sie über dem Essen serviert, dann bestehen Sie auf Ihrem Wunsch. Seien sie freundlich, aber bestimmt.
Wenn Ihnen eine Portion zu groß ist, bitten Sie um Folie zum Mitnehmen oder lassen Sie den Rest auf dem Teller. Essen Sie nicht mehr, als Sie möchten.

3. Sind Sie für Ihre Tochter eine übermächtige Autorität, oder reden Sie ohne Scheu miteinander und machen auch einmal Zugeständnisse? Zwingen Sie Ihre Tochter, bestimmte Speisen oder Mengen zu essen, obwohl sie einen Widerwillen dagegen hat? Schmecken ihr manche Speisen einfach nicht, oder ist ihr das Essen zuviel, oder tragen Sie beide einen Machtkampf aus?
Überlegen Sie, auf welche Weise Sie über Ihre Tochter Macht ausüben, und machen Sie ihr Mut, über Probleme zu diskutieren. Ihre Tochter ist

genauso in der Lage, Sie zu verstehen und mit Ihnen zu argumentieren, wie Sie es als Kind waren. Erklären Sie ihr die Gründe für Ihr Handeln. Machen Sie ihr begreiflich, daß Sie ihr deshalb eine Vielfalt von Speisen anbieten, weil ein gesunder Körper die darin enthaltenen Nährstoffe braucht und weil Sie ihr helfen wollen, sich an eine abwechslungsreiche Ernährung zu gewöhnen. Das wird ihr das Leben später erleichtern und das Essen genußreicher machen.

4. Finden Sie heraus, welche Speisen Ihre Tochter am meisten haßt. Bitten Sie Ihre Tochter, Sie freundlich oder humorvoll zu erinnern, wenn Sie wieder in das »Spinat-Syndrom« zurückverfallen. Und sehen Sie die Dinge nicht so eng! Zwingen Sie Ihre Tochter nicht, eine bestimmte Speise *ganz* aufzuessen, wenn sie bereit ist, wenigstens davon zu probieren.

5. Servieren Sie das Essen so, daß sich jeder selbst bedienen kann. Überwachen Sie nicht, was Ihre Tochter ißt und was nicht. Erlauben Sie ihr kleinere Portionen, wenn sie das möchte.

Wenn Ihre Tochter bei den Mahlzeiten wirklich zu wenig ißt, sollten Sie prüfen, ob sie zwischen den Mahlzeiten zuviel ißt. Was knabbert sie zwischendurch? Erdnüsse oder Kartoffelchips mit hohem Fettgehalt können stundenlang im Magen liegen und sättigen. Machen Sie ihr statt dessen fettarme Cracker mit ein bißchen Marmelade, ein paar Salzstangen, Obst oder Popcorn ohne Fett schmackhaft.

9

Essen als Mutterersatz

Wenn die Mutter vermißt wird

Die Bildhauerin Magdalena versucht verzweifelt, im Dschungel der Kunstszene einer Großstadt zu Erfolg zu kommen. Der Konkurrenzkampf ist heftig, und Magdalena wird von Zweifeln an sich und ihrer Arbeit geplagt. Das Objekt, an dem sie gerade arbeitet, frustriert sie. Wird sie das Stück rechtzeitig für die Ausstellung fertig bekommen?

Magdalena hat niemand, mit dem sie über ihre Probleme reden kann, niemand, der sie beruhigt, daß alles klappen wird. Sie fühlt sich sehr einsam. Unter ihre Niedergeschlagenheit mischt sich ein Gefühl der Leere. Sie fährt zum nächsten Schnellrestaurant und bestellt zweimal Kartoffelbrei mit Sauce. Allmählich fühlt sie sich etwas besser, und als sie aufgegessen hat, bestellt sie eine dritte Portion.

Magdalena ist sich nicht im geringsten bewußt, warum sie das tut, aber es geht ihr einfach immer besser, wenn sie Kartoffelbrei in sich hineinstopft. Neben Kartoffelbrei ist es Eis, das sie ebenfalls beruhigt; aber Kartoffelbrei ist der absolute Favorit. Als kleines Mädchen bekam sie von ihrer Mutter oft Kartoffelbrei, und diese Speise verbindet sie am stärksten mit »Mami« und dem Gefühl, geliebt zu werden.

Magdalena sucht Unterstützung und Trost, doch unbewußt sucht sie die Liebe ihrer Mutter. Sie möchte wie früher von ihr im Arm gehalten, gefüttert und beruhigt werden. Unbewußt sucht sie nach Speisen, die der Babynahrung am nächsten kommen und sie an die Zeit ihres Lebens erinnern, als sie umsorgt und getröstet wurde: Kartoffelbrei, Eis, Pudding, Apfelmus. Sie ißt zuviel davon, um die emotionale Leere zu füllen, die sich aber nie durch Essen beseitigen läßt.

Wenn Sie sich den Ereignissen in Ihrem Leben nicht gewachsen fühlen und sich nach jemandem sehnen, der alles gut machen kann – wenn Sie innerlich nach Ihrer »Mami« schreien –, essen Sie vielleicht wie Magdalena. Und wenn Sie wie viele andere Frauen einen übervollen Magen mit dem Gefühl der Zufriedenheit verbinden, essen Sie vielleicht zuviel. Fühlen Sie sich über längere Zeit hinweg einsam und allein auf der Welt, wird leicht eine Eßgewohnheit, ein Eßzwang daraus. Falls Sie sich mit Speisen aus Ihrer Kindheit trösten, wenn Sie eigentlich Ihre Mutter vermissen, bringen Sie möglicherweise Ihrer Tochter bei, sich genauso zu verhalten.

Was tun?

1. *Affirmation: Ich liebe mich. Ich werde geliebt. Ich kann eine gesunde Form finden, mir Gutes zu tun.*

2. Denken Sie an Ihre Kindheit zurück und daran, was Ihnen Ihre Mutter oder andere Verwandte zu essen gaben, wenn Sie Trost suchten. Überlegen Sie, was Sie heute als Trostpflaster essen. Gibt es da Zusammenhänge?

Achten Sie einmal darauf, wie Sie sich vor, während und nach dem Essen fühlen, wenn Sie sich mit Speisen aus Ihrer Kindheit zu trösten versuchen. Schreiben Sie auf, wie Sie sich fühlten, als Sie das Bedürfnis nach einer bestimmten Speise verspürten. Durch welches Ereignis wurde dieses Bedürfnis ausgelöst?

Notieren Sie, wie die Speise schmeckte. Hat der Geschmack Erinnerungen oder Gefühle aus Ihrer Vergangenheit lebendig werden lassen? Waren Sie nach dem Essen befriedigt, waren Ihre Bedürfnisse gestillt? Erfüllte Sie wirklich jenes Gefühl, das Sie eigentlich von einem Menschen und nicht durch Essen bekommen wollten? War das Essen in diesem Fall ein Ersatz für Ihre Mutter oder jemand anderen, der sich um Sie gekümmert hat?

Schreiben Sie auf, wie lange das Gefühl der Befriedigung anhielt und ob Sie soviel aßen, bis Sie ein Völlegefühl verspürten. Bekamen Sie vom Essen Bauchschmerzen oder Blähungen? Hatten Sie Schuldgefühle? Wenn das der Fall war, sind diese unangenehmen Gefühle an die Stelle Ihres Bedürfnisses nach Trost getreten und haben Sie abgelenkt?

Hat das Essen Ihre Mutter wirklich ersetzt und Ihnen alle guten Gefühle vermittelt, nach denen Sie sich sehnten? Hat sich dadurch etwas gebessert? Wenn bei Ihrer Mutter Essen ein Mittel zur Ablenkung war, schienen sich die Dinge damals vielleicht wirklich durch Essen gebessert zu haben. Aber eine Lösung war das Essen schon in Ihrer Kindheit nicht, und auch heute wird nichts dadurch gelöst. Es ist nur eine andere Form des Nicht-Wahrhaben-Wollens. Wenn Ihre Mutter Ihnen nicht nur zu essen gegeben, sondern Sie auch in den Arm genommen und mit Ihnen über Ihre Ängste und Probleme gesprochen hat, waren es vielleicht diese Wärme und Zuwendung, die Ihnen über die Situation hinweggeholfen haben und nicht das Essen.

3. *»Freundschafts-Gutscheine«:* Mit jemandem zu reden und auch körperliche Nähe zu spüren ist eine bessere Lösung als essen, wenn Probleme über Sie hereinbrechen und Sie Zuwendung brauchen. Überlegen Sie einmal, an wen Sie sich in solchen Zeiten wenden können, damit der Kühlschrank zu bleiben kann. Machen Sie für sich und eine Freundin ein paar »Freundschafts-Gutscheine« – einzulösen für ein Gespräch, eine Schulter zum Ausweinen, eine Umarmung. Tauschen Sie diese Gutscheine aus, und machen Sie davon Gebrauch, wenn Sie Anteilnahme und Zuwendung nötig haben.

4. Wir alle haben ein kleines Mädchen in uns, das manchmal nach Aufmerksamkeit schreit und uns in problematische Situationen bringen kann. Es sind Überbleibsel kindlicher Verhaltensweisen, ein Teil von uns, der nicht erwachsen werden will. Er drängt alle Vernunft beiseite und pfeift auf unsere guten Absichten, denn er will sofortige Befriedigung. Er kreischt nach Eis oder Süßem, bis wir nachgeben. Wir haben aber auch eine Mutter in uns, die dieses kleine Mädchen davon abhält, sich in Gefahr zu begeben, zum Beispiel in den Stoßverkehr hineinzuradeln. Das kleine Mädchen in Ihnen drängt auf die altvertrauten Speisen der Kindheit. Aber jetzt sollte nicht mehr das unberechenbare Kind Ihr Leben in der Hand haben – die Aufgabe, die Sie jetzt zu lösen haben, ist ein Fall für die Mutter.

Wäre Ihre Tochter wie dieses kleine Mädchen, würden Sie ihr dann nachgeben? Würden Sie ihr erlauben, Sie herumzukommandieren, und würden Sie ihr Süßigkeiten kaufen, die ihr vielleicht schaden, oder sie soviel essen lassen, bis ihr schlecht ist? Wenn nein, warum tun Sie sich selbst das an? Treten Sie dem Kind in Ihnen als dieselbe feste, liebevolle Mutter gegenüber, wie Sie es Ihrer Tochter gegenüber tun. Reden Sie mit diesem Teil in sich, erklären Sie, warum Essen Gefühle von Zuwendung und Unterstützung nicht ersetzen kann. Sagen Sie dem Kind in Ihnen, daß Sie sehen, wie verängstigt und einsam es sich fühlt, und lassen Sie es wissen, daß es nie allein ist. Sie sind die Mutter, die immer da ist.

5. Angenommen, Sie versagen sich das tröstliche Essen, nach dem Ihnen bei einem seelischen Tief zumute ist. Könnten Ihnen dann andere Speisen Befriedigung verschaffen? Oder besteht die Gefahr, daß Sie völlig entgleisen, wenn Sie etwas anderes essen? Es gibt keine verbotenen Speisen. Sie dürfen alles essen, was Sie wollen, vorausgesetzt, die Portionen bleiben maßvoll. Wenn Sie kontrollieren können, wieviel Sie essen, dann essen Sie doch eine kleine Portion davon, wonach sie ein so starkes Verlangen haben. Machen Sie sich dabei klar, daß es sich nur um einen *Ersatz* für körperliches oder psychisches Wohlbefinden handelt.

Essen Sie zu Ihrer Befriedigung lieber ein kleines Eis als eine Möhre, nach der Sie sich unbefriedigt fühlen und dann weiteressen – Kartoffelchips, Käse, Pudding . . .

6. Ißt Ihre Tochter lieber, als Ihnen ihre Ängste mitzuteilen? Wenn Sie diesen Verdacht haben, ist es an der Zeit, mit ihr über Ihre eigenen Erkenntnisse zu reden. Sagen Sie ihr, daß Sie eine Verbindung zwischen Essen und dem Bedürfnis nach der Mutter entdeckt haben. Umarmen Sie sie, und lassen Sie sie wissen, daß Sie Ihr Bestes tun werden, um immer für sie da zu sein, wenn sie Trost braucht. Sagen Sie ihr, daß Sie nicht immer merken, wenn sie getröstet werden will, und daß sie ihre Bedürfnisse offen zeigen kann.

Zeigen Sie Ihr, welche Techniken Ihnen geholfen haben. Vielleicht wird es ihr leichter fallen, sich an etwas heranzuwagen, was sich bei Ihnen schon bewährt hat, als selbst bei Null anzufangen.

Wenn die Mutter nie da war

Schreiende Babys werden von ihren Müttern auf den Arm genommen und getröstet – das ist jedenfalls der Normalfall. So läuft es aber nicht immer ab. Charlotte fürchtete sich vor ihrer winzigen Tochter Johanna. Sie war eine erfolgreiche Geschäftsfrau, und das zu einer Zeit, als erst wenige Frauen eine wichtige Position im Arbeitsleben erobert hatten. Um zu dieser Elite vorzudringen, mußte sie lernen, ihre Gefühle zu unterdrücken und sich immer »geschäftsmäßig« zu verhalten.

Charlotte lernte die Spielregeln und »ihren Mann zu stehen«. Sie wurde Spitzenvertreterin für einen Modehersteller, aber sie wußte nicht, wie sie eine liebevolle Mutter sein sollte. Aus panischer Angst davor, ihre Tochter zu verletzen oder einen Fehler zu machen, faßte sie sie kaum an. Sie konnte sich nicht einmal dazu überwinden, Johanna hochzunehmen oder sie zu wickeln. Die Haushaltshilfe oder Charlottes Mann versorgten das Baby, so daß es immer satt und trocken war. Aber zwischen Mutter und Kind fehlte jede Bindung und so waren sich die beiden nie wirklich nahe.

Als kleines Mädchen entwickelte Johanna Asthma; die Anfälle waren für sie die einzige Möglichkeit, um die Aufmerksamkeit ihrer Mutter auf sich zu ziehen und ihre Fürsorge zu erfahren. Aber das Asthma vergrößerte noch Charlottes Angst vor ihrer Tochter. Sie fürchtete sich davor, die Anfälle zu verschlimmern und noch größeren Schaden anzurichten. Anstatt körperliche Nähe zu geben, zog sie sich noch stärker zurück. Ihre Liebe zu Johanna drückte sie dadurch aus, daß sie sie zu den besten Spezialisten brachte, ihr teure Spielsachen kaufte und sie mit kulinarischen Gerichten verwöhnte, für die sie selbst eine ausgeprägte Schwäche hatte. Zwar nahm sich Charlotte in ihrer Rolle als Mutter viel Zeit, ihrer Tochter die Dinge des Lebens zu erklären, wie sie ja auch in ihrem Beruf Überstunden machte, um ein Problem zu lösen. Sie kam aber nie auf die Idee, mit ihrer Tochter zu spielen. Für Charlotte war spielen gleich essen. Es war nicht so, daß sie ihre Tochter nicht liebte. Sie wußte nur nicht, wie sie ihre Liebe zeigen sollte. Alle ihre Gedanken hatten sich immer nur um Arbeit und Essen gedreht, und sie gab diese Denkmuster an ihre Tochter weiter. Charlotte gab Johanna tatsächlich alles, was sie geben konnte.

Johanna und ihre Eltern waren Freunde unserer Familie, und als Johanna studierte, wohnte sie zwei Monate lang bei mir. Zu dieser Zeit fühlte sie sich einsam und unglücklich. Wie ihre Mutter konnte sie nicht über ihre Probleme reden oder ihre Gefühle in Worten oder Berührungen ausdrücken. Wenn es ihr schlecht ging, aß sie, und in diesen zwei Monaten ging es ihr sehr schlecht.

Damals aß ich selbst ständig zuviel, aber Johannas Eßgewohnheiten versetzten sogar mich in Erstaunen. Nie traf man sie ohne Essen in der Hand oder im Mund an. Meine normalerweise überquellenden Vorratsschränke wurden von dieser unglücklichen jungen Frau ständig geleert. Essen war die Mutter, die sie brauchte und niemals gekannt hatte, und Johanna sorgte dafür, daß ihre »Mutter« stets zur Hand war.

Heute ist Johanna verheiratet und hat selbst eine Tochter, die ähnlich wie Johanna von ihren Eltern mit teuren Geschenken verwöhnt wird. Das Kind ist anspruchsvoll, laut und unangenehm für seine Mitmenschen. Es buhlt ständig um Aufmerksamkeit. Als Reaktion darauf versucht Johanna, mit ihrer Tochter stundenlang »vernünftig« zu reden. Sie verbringt viel Zeit damit, dem Kind Zusammenhänge zu erklären, aber ich habe nie gesehen, daß sie es in den Arm nimmt. Wenn die Tochter etwas Bestimmtes essen möchte, bekommt sie es – und lernt auf diese Weise ebenfalls, Zuwendung mit Essen gleichzusetzen.

Wenn Johanna mit ihrer Tochter ihre Eltern besucht, läuft das Mädchen zum Großvater und setzt sich auf seinen Schoß. Er umarmt sie, drückt sie an sich und sichert sich ihre Zuneigung außerdem durch Eis, Süßigkeiten und Kekse. Die Großmutter, Charlotte und das Mädchen ignorieren sich gegenseitig, Charlotte aus Angst, wie beim Umgang mit ihrer eigenen Tochter, und das Kind, weil es die ersehnte Wärme dort nicht findet. Ihre Großmutter und ihre Mutter sind sich ja so ähnlich; wie eng kann da die Beziehung zur Mutter sein?

In Johannas Familie wurde eine Kette mit eisernen Gliedern geschmiedet. Das hat vor Generationen begonnen. Wann wird es aufhören? Vielleicht erst, wenn Johanna oder ihre Tochter erkennen, wie Essen an die Stelle der Mutter getreten ist, die nie greifbar war. Essen ist kein Ersatz für mütterliche Zuwendung, sondern Nahrung für den Körper. Und damit können wir nie eine emotionale Leere füllen.

Manche Frauen wachsen ohne Mutter auf, weil die Eltern geschieden wurden oder die Mutter gestorben ist. Andere Mütter, wie zum Beispiel Johannas Mutter sind nur äußerlich anwesend, weil sie nicht wissen, wie sie ihre Kinder bemuttern sollen. Wieder andere Frauen wachsen bei einer Stiefmutter oder einer anderen Verwandten auf, die keine Nähe oder

Wärme vermitteln kann, oder verbringen ihre Kindheit bei Fremden im Heim. Viele dieser Frauen suchen Trost im Essen. Sie fühlen sich leer, wissen aber nicht, wonach sie suchen, weil sie als Kind jenes »Etwas« nie erfahren haben.

Eine Frau, die zuviel ißt, weil sie als Kind nie die Liebe ihrer Mutter gespürt hat, wird wahrscheinlich auch ihrer Tochter zuviel zu essen geben. Wenn Essen für sie Liebe bedeutet, kann sie ihre Liebe zur Tochter vielleicht nur dadurch ausdrücken, daß sie ihr Essen anbietet.

Einer meiner Freunde hat ein Lied geschrieben, in dem es heißt: »Liebe ist das Seltsamste, was ich kenne. Du wirst sie immer haben, wenn du sie verschwendest.« Wenn Sie sich nach einem liebeserfüllten Leben sehnen, aber niemand haben, der Ihnen Liebe gibt, dann verschenken Sie Ihre Liebe an andere. Schenken Sie sie Ihrer Tochter, dann wird sie die Liebe erfahren, die Ihnen als Kind gefehlt hat. Sie werden den Teufelskreis durchbrechen und ihr alles geben, was Sie als Kind gesucht und nie bekommen haben. Was für ein Geschenk! Wie anders wäre Ihr Leben verlaufen, wenn jemand das für Sie getan hätte!

Was tun?

1. *Affirmation: Meine Mutter, die mich liebt, ist in mir. Sie ist immer da, um mir ihre Liebe zu schenken.*

2. Ist Essen für Sie zum Mutterersatz geworden? Hat es in Ihrer Familie die Stelle von Liebe eingenommen? Haben Sie als Kind zu etwas Eßbarem gegriffen, wenn Ihre Mutter nicht da war? Die Leere, die Sie spüren, läßt sich nicht mit Materiellem füllen. Wenn Sie sich leer fühlen und den Drang nach Essen verspüren, erfüllen Sie sich statt dessen mit Liebe. Machen Sie dazu die praktischen Übungen aus Kapitel 3.

3. Können Sie die Liebe zu Ihrer Tochter durch Worte und Berührungen ausdrücken, oder ist Essen für Sie das vorrangige Mittel, um Ihre Zuneigung zu zeigen? Sprechen Sie mit ihr darüber, wie es für Sie als Kind war, wenn Sie nicht genügend Liebe empfingen. Ihre Tochter soll wissen, daß sie immer zu Ihnen kommen kann, wenn sie getröstet, geküßt und umarmt werden möchte.

Teil III
Psychologische Lösungen für seelische Probleme

Dieser Teil des Buches widmet sich den psychischen Ursachen für Eßstörungen und geht den bereits angesprochenen Problemen tiefer auf den Grund. Viele dieser Probleme haben ihre Wurzel darin, daß Sie sich selbst keine positiven Gefühle entgegenbringen. Vielleicht essen Sie »auf Vorrat«, bevor Sie zur Arbeit gehen, weil Sie glauben, während des hektischen Arbeitstages keine Zeit zum Essen zu haben. Das hieße aber, daß Sie Ihre Arbeit wichtiger nehmen als sich selbst. Vielleicht essen Sie bei Gefühlen der Einsamkeit. Dann schätzen Sie Ihre eigene Gesellschaft möglicherweise nicht genug, um Zeit mit sich selbst zu verbringen.

Andere psychisch bedingte Eßgewohnheiten haben ihre Ursache in mangelnder Bewußtheit oder im Fehlen von Informationen. Eine Frau, die aus Gewohnheit ständig ißt, verleugnet ihre wirklichen Bedürfnisse und ist sich nicht bewußt, wann sie wirklich Hunger empfindet. Ein Mädchen, dem niemand beigebracht hat, sich gesund zu ernähren, und das über sein Essen nicht mitentscheiden durfte, wird zu einer Frau heranwachsen, die nicht weiß, welche Wahlmöglichkeiten ihr zur Verfügung stehen, und die sich weiter schlecht ernähren wird. Selbstablehnung spielt bei solchen Verhaltensmustern oft mit. Vielleicht werden Sie in einem oder mehreren der folgenden Kapitel die tieferen Gründe für Ihre eigenen Eßzwänge entdecken.

Die Fallgeschichten sollen Ihnen helfen, die kleinen Details in Ihrem eigenen Leben klarer wahrzunehmen. Ihre Geschichte weicht wahrscheinlich von den geschilderten Fällen ab, aber die Kämpfe sind ähnlich. Wenn Sie sich selbst im Leben dieser Frauen wiedererkennen, sollten Sie die Bereitschaft aufbringen, sich an schmerzhafte Ereignisse in Ihrem Leben zu erinnern, die Sie bislang verdrängt haben. Die Übungen in jedem Kapitel werden Ihnen dabei helfen, jene Ereignisse zu verarbeiten. Falls Sie sie nicht allein bewältigen können, ist die Unterstützung einer Selbsthilfegruppe oder eines Therapeuten ratsam. Sobald Sie bereit sind, einem Problem in seiner Ganzheit ins Auge zu sehen, werden Sie auch in der Lage sein, es zu lösen.

Überlegen Sie, welche Ziele Sie sich für Ihr Eßverhalten setzen wollen. Jedes Ziel ist Ihre freie Entscheidung. Sie können sich entscheiden weiterzuessen wie bisher, oder Sie können sich entscheiden, etwas zu verändern. Zahlreiche kleine Entscheidungen werden schließlich zusammenwirken und Sie ans Ziel bringen. Schärfen Sie Ihr Bewußtsein für Wahlmöglichkeiten, die *für* Sie und nicht *gegen* Sie arbeiten, während Sie anfangen, Ihre Eßgewohnheiten zum Besseren hin zu verändern.

10

Hunger kennenlernen:
Die Lösung für Daueresserinnen

Viele Frauen wissen gar nicht, was Hunger ist. Wenn ich diese Patientinnen frage, ob sie oft Hunger haben, gestehen sie, sie könnten sich gar nicht daran erinnern, jemals hungrig gewesen zu sein. Oder sie lachen verlegen und antworten: »Hunger habe ich schon seit Jahren nicht mehr gehabt!« Vielleicht lebten die Mütter oder Großmütter dieser Frauen sozusagen in der Küche, und immer war jemand beim Essen. In einer solchen Familie wird Kindern häufig etwas zu essen vorgesetzt und ist jederzeit etwas Köstliches zur Verfügung.

Frauen aus Bauersfamilien haben in ihrer Kindheit erlebt, wie Keller und Scheunen bis oben mit Getreide, Käse, Äpfeln, Kartoffeln und anderen Nahrungsmitteln gefüllt wurden, um die Familie durch den Winter zu bringen. Für die Männer, die auf den Feldern arbeiteten, wurden riesige Mahlzeiten zubereitet. Ein Mädchen aus einer solchen Familie hat sich vielleicht angewöhnt, wie die Erwachsenen in seiner Umgebung enorme Mengen zu essen.

Es gibt Frauen, deren Eltern oder Großeltern Hungersnöte, Nahrungsmittelknappheit oder den Schrecken des Krieges erlebt haben und das bei ihrer Familie mehr als wettmachen wollten: Sie sorgten dafür, daß ihre Kinder und Enkel nie lernen mußten, was Hunger bedeutet. Ein Kind aus einer solchen Familie hat vielleicht gelernt, daß Hunger ein Feind ist, der gemieden werden muß.

In manchen Familien sind Überfluß von Nahrung und fehlender Hunger ein Ausdruck von Fürsorge und Liebe. Ein Kind, das erkennt, daß die ihm aufgenötigten Kekse, Kuchen, die zweiten und dritten Portionen gleichbedeutend sind mit Liebe, wird essen, auch wenn es keinen Hunger hat. Egal, wie voll der Magen ist, für ein bißchen mehr Liebe ist immer noch Platz.

Mein Bruder und ich wuchsen ebenfalls auf, ohne das Gefühl von Hunger kennenzulernen, ausgenommen die seltenen Gelegenheiten, wenn das Essen einmal verspätet auf den Tisch kam. Dann bekamen wir meist etwas zum Knabbern, damit wir leichter durchhalten konnten. Mutters Vorratsschränke waren immer zum Bersten voll, wie auch meine in früheren Zeiten. Beide haben wir stets mehr als das Notwendige gekauft. So wie ich das von meiner Mutter gelernt habe, hat sie es wiederum von meiner Urgroßmutter gelernt.

Meine Mutter kochte nicht nur so üppig, weil es ihr schmeckte, sondern auch, weil sie meinen ziemlich dünnen Vater hochpäppeln wollte. Ich wurde dabei immer runder. Ich glaube, meine Mutter bot mir jedesmal zu essen an, wenn in ihrem eigenen Magen noch etwas Platz hatte. Wenn sie nicht so hervorragend gekocht hätte, hätte ich mich vielleicht beim Essen gebremst. Aber so kam keiner in unserer Familie mit heiler Haut bzw. schlanker Taille davon.

Als ich zu Hause auszog, nahm ich einige der Gewohnheiten meiner Mutter sowie auch ihre Eßsucht mit. Ich aß aus mehreren Gründen zuviel: aus Einsamkeit, Langeweile, Niedergeschlagenheit, Frustration, Anspannung – und weil ich es mir einfach angewöhnt hatte. Ich fand kein Mittel, nur dann zu essen, wenn ich Hunger hatte, und aufzuhören, wenn mein Hunger gestillt war. Stattdessen aß ich ständig und wartete auf das Völlegefühl, das mir so vertraut war.

Spüren auch Sie nie Hunger und füllen sofort die winzigste Lücke im Magen? Dann werden Sie dieses Verhalten wahrscheinlich an Ihre Tochter »weitervererben«.

Der Mechanismus des Hungers

Wenn Sie sich einmal genauer mit dem Hungergefühl auseinandersetzen, werden Sie vielleicht verstehen, was in Ihrem Körper beim Essen vor sich geht, und wie Ihnen Ihr Magen meldet, daß er voll ist.

Während Sie kauen, signalisieren Ihre Geschmacksknospen dem Magen, daß er mit Nahrung beschickt wird. Der Magen beginnt daraufhin, Salzsäure zu produzieren, eine Substanz, die einige Bestandteile in der Nahrung in kleinere Partikel aufspaltet, so daß die darin enthaltenen Vitamine und Mineralstoffe freigesetzt werden.

Produziert Ihr Magen nicht genügend Säure, werden einige Nährstoffe nicht freigesetzt. Säure ist zum Beispiel nötig, damit Eisen und Calcium aus dem Nahrungsbrei herausgelöst und in die Körperzellen aufgenommen werden können. Wenn Sie auf die Signale Ihres Körpers achten, das heißt nur dann essen, wenn Sie Hunger haben, und nur so lange, bis das Hungergefühl verschwindet, werden Sie das Essen besser verdauen. Der Magen wird nicht überladen und ist besser in der Lage, genügend Verdauungssäfte zum Aufschließen der Nahrung zu produzieren. Wird sie vollständig verdaut, können die darin enthaltenen Vitamine, Mineralien und weiteren Nährstoffe in die Zellen gelangen und Ihnen Lebenskraft geben.

Aber das ist noch nicht alles. Wenn der Körper bestimmte Vitamine und Mineralstoffe braucht, die wegen mangelnder Säureproduktion nicht freigesetzt werden, verlangt er nach mehr Nahrung. Da seine Ansprüche nicht erfüllt werden, stellt sich kurz nach dem Essen vielleicht schon wieder Hunger ein.

Sobald der Magen voll ist, signalisiert er dem Gehirn, daß er keine Nahrung mehr benötigt. Wird dieses Signal mißachtet oder wird zu schnell gegessen, passiert es leicht, daß man zuviel ißt. Denn der Magen braucht etwa 15 Minuten, bis er dem Gehirn melden kann, daß sein Bedarf gedeckt ist. Ein guter Grund, ausgiebig zu kauen und langsam zu essen.

Ein weiterer Grund, warum Sie Ihr Eßverhalten vom Hunger steuern lassen sollten, ist die Bildung von Gasen. Gase und die dadurch hervorgerufenen Blähungen sind nicht nur schmerzhaft und peinlich, sondern ein Zeichen dafür, daß Ihr Körper die Nahrung nicht so klein aufspalten kann, daß sie absorbiert wird; sie bleibt unverdaut im Darm liegen und gärt.

Ihr Körper wird Ihnen signalisieren, welche Nahrungsmittel er braucht und in welchen Mengen; Sie müssen nur auf ihn hören. Wenn Sie zu schnell und zu fett essen, kann wirklicher Hunger nicht aufkommen. Ein gesunder Körper braucht keine ständige Essenszufuhr. Er arbeitet sogar effektiver, wenn Sie ihm zwischen den Mahlzeiten genügend Zeit zur Verdauung lassen.

Dem Hunger nicht mehr davonlaufen

Es ist ein wunderbares Gefühl zu essen, wenn man Hunger hat. Genießen Sie Ihre Mahlzeit. Kosten Sie das Aroma und die Beschaffenheit der Speisen voll aus. Freuen Sie sich, daß Sie Ihrem Körper Gutes tun.

Fürchten Sie sich nicht vor dem Hunger, und tun Sie nicht so, als ob es ihn gar nicht gäbe. Hunger ist nicht Ihr Feind. Hunger ist die Sprache Ihres Körpers, um Ihnen etwas mitzuteilen. Beginnen Sie ein Gespräch mit Ihrem Körper, hören Sie auf seine Botschaften, und befolgen Sie seine Anweisungen. Wenn Sie nicht wirklich Not leiden müssen, kann Hunger ein Freund sein. Hunger sagt uns, wann wir essen und wann wir damit aufhören sollen. Wer die Stimme des Hungers ignoriert, muß ganz allein versuchen, die benötigte Nahrungsmenge richtig einzuschätzen, und kann nur vermuten, ob das Essen auf dem Teller die Portionsgröße ist, die satt macht oder nicht. Es geht aber darum zu essen, wenn der Körper Nahrung braucht, und aufzuhören, wenn der Hunger gestillt ist. Lassen Sie Ihren Körper von dem zehren, was Sie essen und – möglicherweise – von Ihrem überschüssigen Fett.

Ich hörte auf, im Übermaß zu essen, als ich dem Hunger nicht mehr davonlief, sondern auf seine Botschaften aufmerksam wurde. Am Anfang kamen mir die Hungergefühle merkwürdig vor, aber jetzt weiß ich, was sie bedeuten. Ich habe sie als Verbündete in meinen Bemühungen gewonnen, mir Gutes zu tun. Jetzt bin ich wirklich ab und zu ein wenig hungrig, spüre plötzlich ein leeres Gefühl oder ein leises Knurren im Magen direkt unter der linken Brustkorbhälfte. Oft kündigt der Körper den Nahrungsbedarf auch durch Konzentrationsschwierigkeiten an. Sie werden durch ein leichtes Abfallen des Blutzuckerspiegels verursacht; ein Stück Obst, ein paar Cracker, etwas unverdünnter Fruchtsaft bringen den Blutzuckerspiegel wieder in die Höhe und stellen das Konzentrationsvermögen in ein paar Minuten wieder her.

Wenn Ihr Arzt Ihnen aus medizinischen Gründen nicht davon abgeraten hat, so lange zu warten, bis Sie wirklich hungrig sind, dann lassen Sie Hungergefühle zu.

Was tun?

1. *Affirmation: Hunger ist mein Lehrer und mein Freund.*

2. Lassen Sie den Hunger ruhig einmal richtig zu. Achten Sie darauf, welche körperlichen Empfindungen Sie dabei haben und welche Gefühle dabei in Ihnen wach werden. Warten Sie dann zehn bis 15 Minuten, bevor Sie etwas essen. Sagen Sie sich dabei, daß es Ihnen gut geht und Sie bald essen werden. Erinnern Sie sich an Ihre Absicht mehr über sich selbst zu lernen, damit Sie besser für Ihren Körper sorgen können.

3. Damit Sie sehen, wie wenig Nahrung Sie eigentlich brauchen, können Sie einmal mein »Viertel-Sandwich-Experiment« durchführen. Machen Sie sich morgens ein kalorienarmes Sandwich, zum Beispiel mit Putenfleisch, Salatblatt und Tomaten oder anderem Gemüse. Schneiden Sie das Sandwich in vier Teile. Wenn Sie echte Hungergefühle spüren, essen Sie zum Frühstück ein Sandwich-Viertel und nichts anderes. Warten Sie, bis Sie erneut Hunger haben, und achten Sie wieder auf Ihre Gefühle.

Knurrt Ihr Magen und verlangt nach Essen? Wenn Sie das Gefühl als echten Hunger erkannt haben, nicht nur als Eßgelüste, dann essen Sie ein weiteres Sandwich-Viertel, aber wieder nichts anderes.

Wie lange brauchen Sie, bis Sie das ganze Sandwich aufgegessen haben? Vielleicht hält es bis zum Nachmittag vor oder sogar länger. So machen Sie sich klar, wie wenig Essen Ihr Magen braucht damit der Hunger verschwindet. Erinnern Sie sich daran, welche Mengen Ihr Magen faßt, bis Sie sich voll fühlen. Bauen Sie Ihr Verlangen nach diesem alten Gefühl ab; was Sie ab jetzt nur noch erwarten sollten, ist das befriedigte Gefühl, keinen Hunger mehr zu haben.

Essen Sie, sobald Sie Hunger haben, und so viel, bis Sie keinen Hunger mehr verspüren. Wenn Sie den Geschmack noch ein bißchen länger auskosten wollen, essen Sie eben noch ein paar Bissen mehr. Wahrscheinlich ist es für Sie neu, kein Magendrücken, keine Blähungen und keine Schuldgefühle mehr zu bekommen. Mit Hilfe dieser Übung lernen Sie ein neues, gesünderes Eßverhalten kennen. Das hat nichts damit zu tun, sich etwas zu versagen. Wenn Sie weniger essen, dann verzichten Sie nicht auf Nahrung, sondern nur darauf, sich unbehaglich zu fühlen.

4. Führen Sie mit Ihrer Tochter ein Gespräch über Hunger. Wie fühlt sich Hunger für sie an? Wann fühlt sie sich satt?

Wie können Sie und Ihre Tochter lernen, besser mit einem leichten Hungergefühl zurechtzukommen, statt ständig mit dem Unbehagen zu leben, das durch zwanghaftes Essen, Schuldgefühle und eventuell Übergewicht ensteht? Sprechen Sie mit Ihrer Tochter über die Vorteile, die sie davon haben wird, wenn sie auf Ihren Körper hört und seine Signale wahrnimmt.

11

Vorausplanen lernen:
Die Lösung für Entscheidungsschwache

Planung setzt Selbstdisziplin und Selbstachtung voraus. Wenn Erwachsene einem Kind immer alle Entscheidungen abnehmen und es nicht lernt, selbst Entscheidungen zu treffen, wächst es auf, ohne diese Fähigkeit zu entwikkeln. Die Folge davon ist oft Unentschlossenheit. Vorausplanen lernen heißt, genug Disziplin zu entwickeln, um Entscheidungen zu treffen und sich auch danach zu richten. Wenn Eltern zu beschäftigt sind, um ihrem Kind Aufmerksamkeit zu schenken und es spüren zu lassen, daß seine Meinungen wichtig sind, wird das Kind wenig Selbstachtung aufbauen.

Susanne plant ihre Mahlzeiten nicht; sie ißt, was gerade im Kühlschrank ist, manchmal nur Popcorn oder Eis, manchmal holt sie ein Gericht vom Schnellimbiß. Sie erledigt die Einkäufe für sich und ihre achtjährige Tochter alleine. Wenn kein Essen im Haus ist, dann deshalb, weil Susanne nichts eingekauft hat.
Susanne wuchs in einer großen Familie mit sieben Geschwistern auf. Alle Kinder wetteiferten um die Aufmerksamkeit der Eltern, und Susanne hatte nie das Gefühl, daß ihre Eltern sie als Individuum sahen oder irgendeine ihrer Entscheidungen respektierten. Sie war unglücklich und fühlte sich meistens übergangen. So floh sie in eine Phantasiewelt, in der sie eine weltberühmte Sängerin und Schauspielerin war, die endlich die volle Liebe und Aufmerksamkeit ihrer Eltern erringen konnte. Die Eltern nahmen Susannes Tagträume nicht ernst; sie waren zu sehr damit beschäftigt, zu überleben und die wirklichkeitsbezogeneren Pläne ihrer anderen Kinder zu unterstützen.
Susanne aber nahm ihre Träume ernst. Je mehr sie darüber redete, Sängerin und Schauspielerin zu werden, desto mehr machte sich ihre Familie über sie lustig. Als auch andere Entscheidungen ins Lächerliche gezogen wurden, kam Susanne zu dem Schluß, sie könne keine guten Entscheidungen treffen. Ihre Reaktion: Sie entschied sich für überhaupt nichts mehr, außer unter Zwang. Weil sich die Eltern nicht die Zeit nahmen, Susannes Kreativität zu ermutigen, sondern statt dessen ihr Vertrauen in ihre Entscheidungsfähigkeit erschütterten, wurde Susanne schließlich passiv und tat nur noch, was unbedingt sein mußte.
Die acht Kinder in der Familie hatten nicht viele Möglichkeiten, über irgend etwas zu entscheiden. Sie erledigten die Arbeiten, die ihnen aufgetragen wurden, zogen die Kleider an, die man ihnen gab, und aßen, was auf den Tisch kam. Keinem der

Kinder wurde je etwas erklärt; sie hatten einfach zu tun, was die Eltern sagten. Wenn sie ihre Pflichten nicht erledigten, wurden sie bestraft, aber sie wurden nie gelobt, wenn sie etwas gut gemacht hatten. Entweder war Susannes Mutter zu beschäftigt, um ihren Kindern Anerkennung auszusprechen, oder sie kam einfach nicht auf die Idee, es zu tun.

Susanne rebellierte oft. Hatte sie keine Lust auf das Essen, das die Mutter zubereitete, ließ sie die Mahlzeiten einfach stehen und aß löffelweise Marmelade oder Zucker oder andere Süßigkeiten. Sie wußte, daß das nicht gut für sie war, aber sie hatte ja nie gelernt zu tun, was gut für sie war. Susanne brachte es zur Meisterschaft im einzigen Bereich, der ihr möglich war: schlechte Entscheidungen zu treffen.

Als ich Susanne kennenlernte, hatte sie Übergewicht und Depressionen und die bereits fest eingefahrene Gewohnheit, alles auf die lange Bank zu schieben. Wenn eine Entscheidung fällig war, dachte sie ewig über jede Möglichkeit nach und war oft unfähig, einen Beschluß zu fassen. Traf sie schließlich eine Entscheidung, machte sie sich gleich wieder Sorgen darüber. War sie auch richtig? War sie die beste? Ob sie nun eine Entscheidung fällte oder einfach unterließ, bei beidem fühlte sie sich unwohl. Ihr Mangel an Entscheidungskraft schlug sich auch im häuslichen Bereich nieder. Sie zog es vor, Mahlzeiten nicht vorauszuplanen und weniger Verantwortung für sich und ihre Tochter zu übernehmen. Sie war nicht in der Lage, für ihre Einkäufe einen Wochenplan aufzustellen, gesunde Nahrungsmittel vorrätig zu halten und so für sich und ihre Tochter vernünftige Mahlzeiten auf den Tisch zu bringen. Susanne war noch immer das einsame Kind, das nie genug Liebe, Ermutigung oder Aufmerksamkeit bekam. Sie hatte nie begriffen, warum ihre Mutter sie nicht gelobt hatte, wenn sie etwas gut gemacht oder eine vernünftige Entscheidung getroffen hatte. Sie hatte auch nicht begriffen, daß die Sparsamkeit und Schlichtheit ihrer Mutter notwendige Mittel waren, um die Familie über Wasser zu halten. Immer hatte sie das Gefühl gehabt, nicht dazuzugehören und anzuecken; sie war immer unsicher gewesen. Weil ihre Mutter so sehr damit beschäftigt war, für alle anderen zu sorgen, hatte sie ihrer Tochter das Rollenmodell einer Frau vorgelebt, die anderen gibt und nichts für sich tut. So wurde auch Susanne passiv und lernte nie, sich selbst etwas zu geben.

Susannes Tochter fand eine andere Situation vor. Susanne schenkte ihr alle Aufmerksamkeit, die sie sich selbst als Kind gewünscht und nicht bekommen hatte, aber immer flossen dabei die Reaktionen des verletzten, einsamen, trotzigen und unsicheren Kindes mit ein. Sie rebellierte immer noch gegen das Essen und die Regeln ihrer Mutter und sie lehrte ihre Tochter, sich genauso zu verhalten: alles zu essen, worauf sie gerade Lust hatte, auch wenn es ungesund war; die Wohnung nicht zu putzen, wenn sie keine Lust dazu hatte, und nichts vorauszuplanen, weil man seinen Entscheidungen nicht trauen kann.

Susanne war unglücklich und handlungsunfähig, als sie zu mir kam und um Hilfe bat, weil sie einige ihrer schlechten Gewohnheiten ändern wollte. Doch sie hat es geschafft, ihr ganzes Verhalten zu ändern, mit ein bißchen Anleitung und viel Unterstützung. Susanne hatte zwei Grundprobleme: Sie machte ihrer Mutter Vorwürfe wegen allem, was sie nicht bekommen hatte (Lob, Aufmerksamkeit,

Erklärungen, was in der Familie ablief und warum), und sie hatte nicht genug Selbstvertrauen, um eigene Entscheidungen zu treffen.

Wir erarbeiteten folgende Affirmation, die Susanne half, Vertrauen in ihre Entscheidungsfähigkeit zu gewinnen: »Meine Mutter hat ihr Bestes gegeben. Sie brachte mir bei, was sie wußte. Heute weiß ich mehr.«

Innerhalb eines Monats, in dem Susanne täglich mit dieser Affirmation arbeitete, veränderte sich etwas in ihr. Sie begann ihre Kraft zu spüren, Entscheidungen zu fällen und fühlte sich wohler bei ihren Entscheidungen. Sie wurde aus ihrer Passivität aufgerüttelt. Ihr Eifer und ihre Fortschritte versetzten mich in Erstaunen. Plötzlich wußte sie, was sie tat, wenn sie ihren Gelüsten nachgab. Sie begann, ihre körperlichen Reaktionen zu beobachten, und merkte, wie schlecht sie sich fühlte nachdem sie Schokolade oder Pommes frites gegessen hatte. Am wichtigsten war ihre Erkenntnis, daß ihr Leben von zwei Extremen bestimmt war: Sie haßte ihre Arbeit und befriedigte sich dafür mit Essen. Sie erkannte, daß sie ein besseres Leben verdiente als das, das sie sich ausgesucht hatte.

Die Frau, die sich nicht entscheiden konnte, als sie zum ersten Mal in meine Praxis kam, beschloß nun, gesund und glücklich zu werden, und sie erkannte, daß sie zur Verwirklichung ihrer Ziele Zeit aufwenden und aktiv für ihre Gesundheit und ihr Glück arbeiten mußte: Sport treiben, gesundes Essen zubereiten und sich darauf konzentrieren ihre Ziele tatsächlich zu erringen und nicht nur davon zu träumen. Sie befreite sich von der Wunschvorstellung, daß ihre Mutter ihr eines Tages die Aufmerksamkeit schenken würde, die sie sich als Kind ersehnt hatte. Sie begann, sich selbst diese Aufmerksamkeit zu schenken.

In diesem ersten Monat unternahm Susanne Anstrengungen, um in eine andere Stadt zu ziehen. Sie wollte schon seit Jahren umziehen, hatte sich aber unfähig zum ersten Schritt gefühlt. Sie fand mit Hilfe einer Freundin eine interessantere Arbeit, dann eine Wohnung gemeinsam mit einer anderen alleinerziehenden Mutter, die eine Tochter im selben Alter hatte. Einige der Entscheidungen, die sie traf, waren nicht perfekt, aber sie betrachtete sie als gute Zwischenlösungen und akzeptierte ihre Grenzen.

Auch Susannes Entscheidungen darüber, was sie ißt, sind nicht alle gut, aber auch dann lernt sie daraus etwas über sich selbst. Ihr ganzer Weg war ein Weg des Lernens. Susanne hat gelernt, daß sie dazu neigt, in ihre bequemen alten Eßgewohnheiten zurückzufallen und sich schlecht zu ernähren, wenn sie zu viele Entscheidungen gleichzeitig treffen muß. Daher konzentriert sie sich darauf, nach und nach kleine Fortschritte zu machen.

Wie bei Susanne wird auch bei Ihnen mit jeder tragfähigen Entscheidung, die Sie treffen, Ihr Selbstvertrauen wachsen. Jede Entscheidung führt Sie zur nächsten. Manchmal kommen Sie nur langsam voran, aber Hauptsache, Sie kommen überhaupt voran. Wenn etwas nicht klappt, werten Sie das als vorübergehenden Rückschlag und als Lektion, nichts weiter. Und bringen Sie Ihrer Tochter bei, Vertrauen in die eigenen Entscheidungen zu haben und gut für sich zu sorgen, so daß sie nicht eine unglückliche, übergewichtige, unbewegliche Frau wird wie einst ihre Mutter.

Was tun?

1. *Affirmation: Meine Mutter hat ihr Bestes gegeben. Sie brachte mir bei, was sie wußte. Heute weiß ich mehr.*

Arbeiten Sie mit Susannes Affirmation oder mit einer anderen, wenn Ihnen das lieber ist, um Ihre inneren Botschaften, die Sie in Ihren alten, kindlichen Verhaltensmustern gefangen halten, neu zu programmieren. Überlegen Sie, was Sie davon abhält, Entscheidungen zu treffen, und stellen Sie sich bildlich vor, wie Sie sich aus Ihrer Passivität befreien. Ihre Affirmation könnte auch ähnlich lauten wie »Ich bin ein wertvoller Mensch« oder »Ich bekomme in meinem Leben genug Liebe und Unterstützung« oder »Ich verdiene es, glücklich zu sein«. Wenn Sie zu sich selbst stehen, dann *sind* Sie etwas wert, und Sie *haben* die Liebe und Unterstützung, die Sie brauchen. *Sie* sind genug.

2. Klopfen Sie sich für jede gute Entscheidung anerkennend auf die Schulter. Halten Sie jeden Abend Ihre Entscheidungen in Ihrem Notizbuch fest und denken Sie noch einmal darüber nach.

Konzentrieren Sie sich auf das Positive, und betrachten Sie alle Ihre Entscheidungen als Lektionen, die Ihnen in anderen Fällen helfen können. Je öfter Sie sich entscheiden, vernünftige Nahrungsmittel zu essen und positive Situationen herbeizuführen, desto leichter wird es für Sie werden, insgesamt besser für sich zu sorgen.

3. Versuchen Sie nicht, zuviel auf einmal zu tun. Lassen Sie sich nicht von einer Vielzahl von Entscheidungen überrollen. Wenn Sie sich überwältigt fühlen, machen Sie einfach einen Punkt! Dann entscheiden Sie sich für das Einfachste, Sicherste, das Ihnen in der Situation einfällt.

Gestehen Sie sich zu, für den jetzigen Zeitpunkt Entscheidungen zu treffen, die auf längere Sicht nicht die bestmöglichen sind. Aber treffen Sie eine Entscheidung, die besser als gar keine und besser als eine schlechte ist. Geben Sie sich damit zufrieden, und erlauben Sie sich hinter jeder kleinen Entscheidung zu stehen. Üben Sie Nachsicht mit sich.

4. Wenn Sie passiv bleiben, lernen Sie nichts. Vielleicht müssen Sie erst ganz einfache Dinge lernen, zum Beispiel, eine nahrhafte Mahlzeit zuzubereiten oder eine Einkaufsliste für die Woche im voraus aufzustellen. Wenn Sie solche Dinge nicht bereits beherrschen, hat es Ihnen vielleicht nie jemand gezeigt. Suchen Sie sich irgendeine Sache heraus, bei der Sie Schwierigkeiten haben, und bitten Sie eine Freundin oder jemand aus einer

Selbsthilfegruppe um Hilfe. Wenn Sie diese Dinge lernen, können Sie sie auch Ihrer Tochter beibringen.

5. Teilen Sie den Menschen, mit denen Sie leben, mit, was gerade in Ihnen vorgeht, auch wenn Sie das als Kind nie getan haben. Lassen Sie Ihre Tochter an Ihren Gefühlen und Fortschritten teilhaben, damit sie andere Erfahrungen macht als einst Sie. Ermutigen Sie sie, zu Ihnen zu kommen, wenn sie Schwierigkeiten hat, sich zu entscheiden. Helfen Sie einander, und sprechen Sie alle Möglichkeiten durch. Keiner von Ihnen beiden steht allein da.

6. Schenken Sie Ihrer Tochter aufmerksame Beachtung. Sagen Sie ihr, wenn sie etwas richtig macht, und geben Sie Ihr die Gelegenheit, öfter Entscheidungen zu treffen. Fragen Sie sie, was sie essen möchte, und sprechen Sie über die Vor- und Nachteile dieser Speisen. Machen Sie einen Speiseplan mit drei bis vier annehmbaren Gerichten, und lassen Sie sie entscheiden, was sie essen möchte. Dann bitten Sie sie um Hilfe bei der Zubereitung der Mahlzeit. Nutzen Sie diese Zeit, um ihr Grundlegendes über bessere Ernährung und gesündere Eßgewohnheiten beizubringen.

12

Das Motto »besser als«: Die Lösung für Perfektionistinnen

Manche Frauen malen ihr Leben kühn in Schwarz und Weiß und lassen alle Grautöne außer acht. In vielen Bereichen verhalten sie sich nach dem Motto »alles oder nichts«, vor allem, wenn es um ihre Eßgewohnheiten geht. Entweder essen sie ganz gesund oder ganz ungesund. Letzteres ist oft der Fall. In der Art, wie diese Frauen an die Dinge herangehen, sind Ausrutscher oft schon vorprogrammiert. Denn niemand schafft es, auf Dauer sich ausschließlich nach Idealvorstellungen zu ernähren.

Diese Frauen beginnen den Tag mit guten Vorsätzen. Plötzlich ertappen sie sich dabei, wie sie etwas essen, das sie mit dem Etikett »verboten« oder »ungesund« versehen haben, und glauben, jetzt hätten sie alles verpatzt. Da sie nun einmal versagt haben, essen sie an diesem Tag weiterhin alles, was sie bis zu dem fatalen Moment erfolgreich vermieden haben. Sie bekommen Schuldgefühle und halten sich für Versager, weil der ganze Tag durch einen Keks, eine Portion Pommes frites oder ein Eis verdorben wurde.

Wenn Sie sich hier wiedererkennen, stehen Sie bestimmt nicht allein da. Das Motto »alles oder nichts« ist der beste Nährboden für Gefühle des Versagens und der Verzweiflung; und diese »Lebensweisheit« geben Sie, ohne es zu wollen, an Ihre Tochter weiter. Höchste Zeit, sich nach einem anderen Motto für Sie beide umzuschauen!

Die 36jährige Fotografin Paula fand ein neues Motto, indem sie es nach und nach »besser als früher« machte. Als sie vor einigen Jahren als Patientin zu mir kam, hatte ihr zwanghaftes Eßverhalten Gewicht und Cholesterinspiegel in die Höhe getrieben. Sie fühlte sich unwohl, war unglücklich und betrachtete sich in vielen Lebensbereichen als Versagerin. Sie besaß wenig Selbstvertrauen, weil sie, wie sie es ausdrückte, »nicht einmal richtig essen konnte«. Da mehrere Verwandte an Herzerkrankungen litten, machte sich Paula sowohl über ihren Cholesterinspiegel wie über ihr Übergewicht Sorgen. Sie war entschlossen, gegen beides etwas zu tun, fühlte sich aber wie in einer Zwangsjacke. Sie liebte fette Speisen, aß jeden Tag Eis und ging sehr gern mit ihren Freunden zum Essen. Sie sah keinen Ausweg, weil sie fest davon überzeugt war, sie könnte das Leben nicht mehr genießen, wenn sie nicht mehr nach Belieben essen und trinken dürfte.

Für mich war es wie eine Ironie des Schicksals, daß diese begabte Fotografin, deren Fotos mit allen Grauschattierungen spielten, ihr Leben ausschließlich in Schwarz und Weiß sah. Alles beurteilte sie nach den Kategorien gut oder schlecht, Erfolg oder Versagen – Werte, die sie von ihrer Mutter übernommen hatte. Es spielte für sie keine Rolle, wie gesund sie sich manchmal ernährte; irgendwann aß sie doch wieder zuviel und trank Alkohol. Dann betrachtete sie sich als Versagerin auf der ganzen Linie, und alle früheren Erfolge zählten nicht mehr.

Paulas Mutter war eine sehr kritische Frau. Ständig hatte sie ihre Tochter für zahlreiche kleine Fehler zurechtgewiesen, zum Beispiel für ihre angebliche Faulheit. Zwar zweifelte Paula nie an der Liebe ihrer Mutter, aber die tägliche Kritik war zuviel für sie, und sie gab alle Bemühungen auf, etwas gut zu machen. Wenn sie nicht hundertprozentig von einem Erfolg überzeugt war, versuchte sie es nicht einmal. Lieber tat sie überhaupt nichts, als sich der Kritik ihrer Mutter auszusetzen. Sie erstarrte vor lauter Angst, Fehler zu machen und kritisiert zu werden, und machte deshalb tatsächlich den Eindruck, faul zu sein. Doch das war sie ganz und gar nicht. Als junge Frau erkannte Paula keine ihrer Begabungen und Fähigkeiten, sondern sah nur ihr Versagen.

Paulas Mutter war als Kind ebenso streng kritisiert worden und tadelte sich als Erwachsene für ihre eigenen Unzulänglichkeiten nicht weniger streng als ihre Tochter: Sie sah sich als »schlechten Menschen«, weil sie nie abnehmen konnte. Sie fühlte sich als Versagerin, weil sie zu viele Süßigkeiten aß und sich Diabetes zugezogen hatte. Paula wuchs mit dem Rollenvorbild einer Versagerin auf. Und sie empfand den Tod ihres Vaters, der starb, als sie noch klein war, als ein Versagen ihr gegenüber.

Kinder, die mit überkritischen Eltern aufwachsen, kritisieren sich meist als Erwachsene selbst, später dann auch ihre Kinder. Paulas Mutter hatte vielleicht die besten Absichten, wenn sie ihre Tochter zurechtwies: Sie wollte Paula helfen, bessere Gewohnheiten zu entwickeln. Wie viele Mütter war sie im Glauben, ihrer Tochter etwas beizubringen und sie zu korrigieren, aber ihr Tadel wirkte auf ihre Tochter als Kritik. Paula war eine außergewöhnliche Persönlichkeit, brachte es aber in ihrer Selbstkritik zur Meisterschaft.

Bei einer unserer ersten Sitzungen gab Paula ihren Befürchtungen Ausdruck, daß auf einer bevorstehenden Party ihre Vorsätze weniger zu essen und weniger Alkohol zu trinken, zum Teufel gingen. Sie wußte bereits, daß der hohe Fettanteil in ihrer Ernährung ihr Gewicht und ihren Cholesterinspiegel in die Höhe trieben, aber ihre Bestürzung war groß, als sie erfuhr, daß auch Alkohol den Cholesterinspiegel beeinflußt. Da der Körper Zucker verbrennt und Alkohol eine rasch assimilierbare Form von Zucker ist, läßt sich der Cholesterinspiegel schwer senken, wenn man gleichzeitig Alkohol trinkt. Wir überlegten deshalb im voraus, welche realistischen Alternativen es für Paula gab, sich beim Essen und Trinken zu mäßigen, die Party aber trotzdem zu genießen. Ich wollte Paula zu der Erkenntnis verhelfen, daß sie sogar dann kleine Fortschritte machen kann, wenn sie sich ein bißchen Fett und Alkohol gestattet. Und jeder winzige Fortschritt würde sie weiterbringen. Ich wußte, daß Selbstkasteiung keine Dauerlösung für sie war. Meiner Meinung nach war die beste Lösung für sie, »besser als früher« zu essen.

Bei jener Party begann Paula, das Motto »besser als« in die Tat umzusetzen. Jede Wahl, die sie traf war ein bißchen besser als ihre früheren Entscheidungen. Sie trank auf der Party nur zwei Gläser Alkohol statt drei oder vier. Ihren Toast bestrich sie nur hauchdünn anstatt löffelweise mit Meerrettichsahne. Und von den anderen Köstlichkeiten nahm sie von jedem etwas – aber eben nur ein Häppchen. Paula triumphierte. Über ihre Leistung war sie nicht nur zufrieden, sondern überglücklich.

Im Lauf der Zeit konnte sie Fett und Alkohol noch weiter reduzieren. Sie hat gelernt, beim Essen Kleinigkeiten zu genießen. Anstatt im Restaurant eine Portion Spareribs zu bestellen, knabbert sie ein Rippchen vom Teller ihres Mannes. Bei Partys trinkt sie ein einziges Glas Alkohol. Sie stibitzt ihrer Tochter ein paar Pommes frites. Sie ißt täglich zwei Teelöffel Eis. Innerhalb von neun Monaten sank Paulas Cholesterinspiegel von 252 auf 170, und sie nahm 48 Pfund ab.

Wenn das Motto »alles oder nichts« fehlschlägt, ersetzen Sie es doch auch durch das Motto »besser als«. Ich erinnere mich und meine Patienten täglich an diese Lösung. In meiner Praxis hängt an der Wand ein gestickter Spruch, den mir eine ehemalige Patientin geschenkt hat. Sie fand ihn äußerst hilfreich: »Das Gute ist oft besser als das Beste.«

Jede Woche kommt mindestens eine neue Patientin zu mir, die wie Paula zu den sensiblen, begabten Frauen gehört und immer auf der Suche nach Anerkennung ist. Wenn eine solche Frau keinen Erfolg hat, verfällt sie oft in das andere Extrem und tut überhaupt nichts mehr. Der gestickte Spruch ist ein wertvoller Fingerzeig für die Perfektionistin, die in diesen Patientinnen steckt.

Es ist gar nicht nötig, daß Sie bei Ihrer Ernährung nie einen Fingerbreit vom Ideal abweichen. Machen Sie es einfach so gut Sie können, und ein bißchen besser, sobald Sie dazu in der Lage sind. Befreien Sie sich von Ihrer Sucht nach Bestleistungen. Gelingt Ihnen das, dann befreien Sie sich auch von vorprogrammierten Fehlschlägen.

Vielleicht können Sie Ihren Drang zur Perfektion in anderen Bereichen Ihres Lebens verwirklichen, vielleicht auch nicht. Beim Essen jedenfalls bewirkt dieser Drang in der Regel das Gegenteil. Das Motto »alles oder nichts« ist eine der besten Ausreden für Rückzieher, beim Essen oder in anderen Bereichen. Irgendwann passiert ein Ausrutscher; wenn Sie ihn sofort mit Versagen gleichsetzen, verstärken Sie nur Ihre Tendenz, allzu rasch die Flinte ins Korn zu werfen. Ihnen ist rechtzeitig die perfekte Ausrede eingefallen, um nicht mehr an Ihrem Eßverhalten arbeiten zu müssen: Hundertprozentige Erfolge sind sowieso unmöglich!

Wenn Sie von Ihrer Diät oder Ihrem Ernährungsprogramm abweichen, absichtlich oder unbewußt, haben Sie vielleicht das Gefühl, der Tag, das

Wochenende oder die Woche seien beim Teufel, was doch gar nicht stimmt! Sie benutzen den Fehltritt eines Moments als Ausrede, um jetzt erst richtig zuzuschlagen. Zeit ist ein willkürlicher Begriff. Sie ist eine endlose Abfolge von Ereignissen, die wir aus praktischen Gründen in Einheiten unterteilen – Minuten, Stunden, Tage und Wochen genannt. Die Zeit, die wir erleben, ist nur das *Jetzt*. Erfolg können Sie nur in diesem Moment haben, obgleich Sie auf vergangene Erfolge zurückblicken können. Genauso können Sie nur in diesem Moment versagen, nicht gleich für eine künftige, willkürlich gesetzte Zeiteinheit.

Wenn Sie morgens ein Glas Wasser verschütten, wäre es unsinnig, sich für den Rest des Tages nichts mehr zu trinken zu gönnen. Allerdings können Sie Ihr Mißgeschick als Ausrede benutzen, wenn Sie nichts trinken oder sich bestrafen *wollen*. Genauso ist es mit dem Essen: Wenn Sie etwas essen, was nicht vorgesehen war, ist das Schlimmste daran, daß es ein *momentaner* Ausrutscher war. Verzeihen Sie sich, und gehen Sie zum nächsten Moment über.

Haben Sie dabei etwas über sich gelernt? Daß Sie manchmal unbewußt essen, daß Sie zuviel essen, wenn Sie gestreßt sind, daß Sie Lust auf etwas Bestimmtes haben und sich anscheinend nicht mit einer kleinen Portion davon zufrieden geben können? Wenn Sie etwas gelernt haben, war das Ereignis dieses Moments eine Lektion, die Ihnen etwas über sich und Ihre Beziehung zum Essen gezeigt hat. Lassen Sie Ihre Tochter an diesen Gedanken teilhaben und ermutigen Sie sie, sich über Ihre Lektionen zu freuen, weil auch sie sich dadurch verbessern kann. Es gibt keinen Grund, über sich enttäuscht oder wütend zu sein, weil etwas nicht perfekt gelungen ist. Wir alle machen beim Lernen Fehler. Das gehört zum Lernprozeß einfach dazu.

Streben Sie in Ihren Eßgewohnheiten nicht nach Perfektion. Beginnen Sie lieber, Ihre Ernährung *langsam* zu verbessern und Ihre Eßgewohnheiten *allmählich* umzustellen. Es wird Ihnen vielleicht nicht gelingen, sich ideal zu ernähren, aber es gelingt bestimmt, »besser als früher« zu essen.

Mit der Zeit werden Sie sich sogar vorzüglich ernähren!

Neigen Sie dazu, Ihre Tochter für ihre Fehler zu kritisieren, anstatt sie zu ermutigen, das Gute an ihren Leistungen zu sehen und es nächstes Mal noch besser zu machen? Dann erklären Sie ihr in Zukunft einfach ohne kritische Untertöne, was Sie sehen und sagen Sie ihr, daß sie entweder aus ihren Fehlern lernen oder sich von ihnen unterkriegen lassen kann. Wie ersteres geschafft und letzteres vermieden werden kann, zeigen Sie ihr zu allererst an sich selbst. Seien Sie Ihr Rollenvorbild.

Was tun?

1. *Affirmation: Ich bin gut und kann etwas, und ich werde immer besser.*

2. Wie fühlen Sie sich, wenn Sie kritisiert werden? Was wäre Ihnen lieber: Wenn man Sie ein einziges Mal auf einen Fehler hinweist und das Thema dann fallen läßt oder wenn man immer wieder darauf zu sprechen kommt? Haben der Ton und die Art und Weise, wie die Kritik vorgebracht wird, einen Einfluß darauf, wie gut Sie sie vertragen?

Schreiben Sie eine Woche lang in Ihr Notizbuch, ob Sie sich selbst und Ihre Tochter kritisieren oder nicht. Bevor Sie jemand kritisieren, suchen Sie erst einmal die Ursache für den Fehler bei sich selbst. Was ist der wirkliche Grund für Ihre Aufregung? Notieren Sie jede kritische Bemerkung, die Sie machen, und wie Sie sich danach fühlen. Was hätten Sie sonst sagen oder tun können? Wenn Sie sich anders verhalten, hat das dann eine kleinere oder eine größere Wirkung?

Am Ende der Woche gehen Sie gemeinsam mit Ihrer Tochter die Liste durch. Besprechen Sie zusammen neue Möglichkeiten, wie Sie ihr Verbesserungsvorschläge nahebringen können. Ein bißchen Freundlichkeit und Humor wirken Wunder in solchen Situationen – zum Beispiel: »Gibt es einen bestimmten Grund, warum du dein Zimmer nicht aufgeräumt hast? Hast du vielleicht einen Außerirdischen unter dem Wäschehaufen in der Ecke versteckt? Du weißt doch, daß ich alle deine Freunde gern kennenlerne!« Wenn Ihnen so etwas schwerfällt, könnten Sie auch einfach sagen: »Bitte räum' dein Zimmer auf.« Beides würde bei Ihrer Tochter besser ankommen als »Ich hab dir doch gesagt, du sollst aufräumen!! Du bist das faulste Ding, das mir je vorgekommen ist. Kannst du nicht einmal in deinem eigenen Zimmer die Kleider aufhängen??« Gehen Sie auch mit sich selbst netter und unbeschwerter um. Machen Sie Schluß mit Ihrer Selbstkritik, sie ist zerstörerisch.

3. *Übung »Goldsternchen«:* Mit Hilfe dieser Übung sollen Sie lernen, Ihren Erfolgen mehr und Ihren Fehlschlägen weniger Gewicht beizumessen. Wenn es eine meiner Patientinnen geschafft hat, ein problematisches Verhaltensmuster zu überwinden, hole ich aus meinem Schreibtisch ein goldenes Sternchen und klebe es ihr ins Notizbuch oder auf den Handrücken! Solche Goldsternchen rufen angenehme Erinnerungen an gute Leistungen wach. Sie signalisieren uns, daß wir etwas Großartiges vollbracht haben und erfüllen uns mit Stolz.

Führen Sie eine Woche lang Tagebuch über alles, was Sie essen. Lesen Sie Ihre Notizen aber erst am Ende der Woche durch. Dann setzen Sie sich mit ihrem Tagebuch und einem Päckchen Goldsternchen hin. Kleben Sie ein Sternchen neben alles, was Sie programmgemäß gegessen und getrunken haben: zum Beispiel, wenn Sie viel Wassser getrunken, Gemüse gegessen, die Haut vom Grillhähnchen entfernt haben. Ausrutscher überspringen Sie einfach. Streng sind Sie lange genug mit sich gewesen. Jetzt ist es an der Zeit, daß Sie freundlicher mit sich umgehen und das Positive herausstreichen.

Gehen Sie Ihr Tagebuch noch einmal durch und schauen Sie, wie viele Goldsternchen Sie haben. Führen Sie eine weitere Woche Buch, und bemühen Sie sich um zusätzliche Sternchen. Klopfen Sie sich für jeden kleinen Erfolg auf die Schulter, der Sie Ihrem Ziel einen Schritt näher bringt. Überlegen Sie, wann Sie gescheitert sind, und wie Sie solche Situationen zukünftig in Anlässe für Goldsternchen umwandeln können. Verlagern Sie den Schwerpunkt aufs Positive; dann wird das Negative allmählich von selbst verschwinden.

Sie können die Goldsternchen auch an ihre Tochter verteilen, sobald sie alt genug ist, um ein Tagebuch zu führen und es mit Ihnen zu besprechen. Das soll aber nicht in einen Wettstreit ausarten, wer von Ihnen mehr Goldsternchen hamstern konnte. Wetteifern Sie nur mit sich selbst, von einer Woche zur nächsten. Versuchen Sie es mit dem Motto »besser als«. Es ist nicht Ihr Ziel, »besser als« Ihre Tochter zu sein, genauso wenig wie Ihre Tochter das Ziel hat, Sie zu übertrumpfen.

4. *Meditation »Befreiendes Verzeihen«:* Wer verzeihen kann, kann Berge versetzen. Verzeihen entspringt der Liebe, der größten Kraft, die es gibt. Wenn Sie das Gefühl haben, Sie hätten gar keine Gewalt über Ihre Ernährung, dann suchen Sie Hilfe und Selbstheilung bei dieser Kraft.

Seien Sie nett zu sich, sanft und liebevoll. Wenn Sie wütend oder enttäuscht über sich und Ihr Eßverhalten sind, setzen Sie sich hin und machen die folgende Meditation. Nehmen Sie sie auf Kassette auf, und spielen Sie das Band bei jeder Gelegenheit ab, bis Sie den Text annehmen können und die Fähigkeit, sich zu verzeihen, ein selbstverständlicher Teil Ihrer Persönlichkeit geworden ist. Sprechen Sie bei der Aufnahme langsam, und machen Sie nach jeder Frage eine Pause, die lang genug ist, um die Frage im stillen beantworten zu können, wenn Sie das Band anhören. Falls Sie an der Meditation etwas ändern möchten, dürfen Sie das gerne tun. Fassen Sie sie in Ihre eigenen Worte, finden Sie Ihr eigenes Beispiel, wenn Ihnen das dabei hilft, sich zu verändern.

Setzen Sie sich für die Meditation in einer entspannten, bequemen Haltung ruhig hin. Schließen Sie die Augen. Atmen Sie ein paarmal in langsamen, tiefen Zügen. Lassen Sie das, was Sie gerade bedrückt, von sich abgleiten.

Erinnern Sie sich an eine Situation, die sich vor kurzem ereignet hat und in der Ihre Eßsucht vorübergehend die Kontrolle über Ihr Leben an sich gerissen hat. Lösen Sie sich ein paar Augenblicke lang von Ihren Gefühlen, die Sie mit diesem Vorfall verbinden, und werden Sie zur Beobachterin.

Lösen Sie sich geistig von Ihrem Körper, und sehen Sie sich selbst, wie Sie das letzte Mal unkontrolliert geschlungen oder etwas gegessen haben, was Sie eigentlich meiden wollten. Was ist passiert? Haben Sie sich einsam, wütend, wertlos, unglücklich gefühlt? Haben Sie aus psychischen Gründen gegessen, oder hatten Sie eine körperliche Gier, der Sie nicht widerstehen konnten? Betrachten Sie Ihr Verhalten, als ob es sich nicht um Sie selbst, sondern um einen anderen Menschen handelt, den Sie sehr lieben. Diese Frau fühlte sich hilflos und gefangen, aber sie arbeitet daran, über ihre alten Gewohnheiten hinauszukommen und ein neues Eßverhalten zu entwickeln.

An ihre Kleidung sind schwere Säcke voller Schuldgefühle, Depressionen, Zorn und Haß auf sich selbst gebunden, die sie zu Boden drücken. Sie kann sich kaum bewegen. Jedesmal, wenn sie ein Urteil über sich fällt, taucht ein neuer Sack voller heftiger Gefühle auf und erschwert es ihr noch mehr, sich zu rühren. Helfen Sie ihr, sich von diesen Gefühlen zu befreien. Zeigen Sie ihr, wie leicht sie sich ohne diese Säcke bewegen kann. Greifen Sie im Geiste zu einer Schere, und schneiden Sie die Stricke durch, mit denen die Säcke an ihre Kleider gebunden sind. Die Schere ist so scharf, daß sie alles leicht durchtrennt. Wenn Sie die Säcke zerschneiden, werden die dort gefesselten Gefühle herausströmen und verschwinden.

Jetzt ist dieser Frau viel leichter. Wenn sie wieder die Gelegenheit bekommt, ihr Eßverhalten zu prüfen, hat sie volle Bewegungsfreiheit. Sie wird nicht mehr von den Gefühlen gelähmt, die ihre alten Verhaltensmuster begleitet hatten. Sie ist wendig und kann ihr Verhalten ändern, ohne von Schuldgefühlen oder anderen Emotionen abgelenkt zu werden. Sie kann neue Verhaltensmuster und eine unbeschwerte Beziehung zum Essen schaffen, mühelos ihre Wahl treffen.

Sagen Sie ihr, daß Sie verstehen, wie hart sie gekämpft hat. Nehmen Sie sie an der Hand, umarmen Sie sie, und lassen Sie sie wissen, daß sie Liebe und Rückhalt findet. Die Vergangenheit ist vorbei. Sie kann die Gefühle gestriger Tage verschwinden lassen. Schenken Sie ihr Ihre Liebe als Ersatz für ihre negative Einstellung. Es gibt keinen Platz für beides. Verzeihen Sie ihr, und erfüllen Sie damit ihr Herz. Sagen Sie ihr, Sie vergeben ihr, daß sie sich in ihren Zorn verbissen hat, daß sie sich verurteilt hat, daß sie sich nicht liebenswert gefühlt hat. Sie wissen, daß sie das Bestmögliche tat, das sie beim Stand ihres Wissens tun konnte. Sie helfen ihr dabei, sich neues Wissen anzueignen.

Jetzt schlüpfen Sie wieder in Ihre Haut zurück. Sie sind nicht länger nur Beobachterin. Sie sind wieder die Frau, die sich vor ein paar Augenblicken hingesetzt hat, aber jetzt sind Sie um vieles leichter. Spüren Sie die Leichtigkeit in sich. Die Säcke mit Schuldgefühlen und Enttäuschungen sind von Ihnen abgefallen. Es gibt keinen Anlaß mehr für Zorn oder Verletztheit. Sie arbeiten daran, Ihre Gewohnheiten zu ändern und Lösungen für Ihre Eßzwänge zu finden. Sie sind ein wunderbarer Mensch, weil Sie sich selbst so lieben, daß Sie auf diese Weise an sich arbeiten.

Schöpfen Sie tief Atem, und spüren Sie die Liebe, die mit dem Verzeihen kommt und Ihr Herz erfüllt. Verzeihen Sie sich, daß Sie in der Vergangenheit so hart gegen sich waren und die Macht der Sanftheit und Liebe nicht gekannt haben. Sie haben das Beste getan, das für Sie möglich war. Jetzt wissen Sie mehr und werden ein immer ungezwungeneres Verhältnis zum Essen finden. Holen Sie noch einmal tief Atem, während Sie langsam Ihre Augen öffnen und erfrischt den Tag fortsetzen.

13

Eigene Bedürfnisse wichtig nehmen: Die Lösung für alle, die im nachhinein oder im voraus essen

Wenn, wie im letzten Kapitel, die Angst vor Kritik eine Frau in ihren Entscheidungen so lähmt, daß sie selbst ihre täglichen Mahlzeiten nicht im voraus plant, denkt sie viel über sich nach und darüber, was andere Leute von ihr denken. Das genaue Gegenteil ist eine Frau, die eine Extraportion als Ausgleich für eine übersprungene Mahlzeit ißt. Aber auch Sie ist ein Beispiel von Selbstverleugnung. Aus Sicht dieser Frau ist alles wichtiger als sie selbst: ihre Arbeit, ihre Familie, ihre Pläne und ihre Freunde.

Manche Frauen essen ein größeres Frühstück, wenn in der Hektik ihres Arbeitstags keine Zeit für das Mittagessen vorgesehen ist. Andere essen mittags mehr, als sie wollen oder brauchen, weil sie ja nie wissen können, ob sich das Abendessen verzögert oder ob ihnen Zeit für einen kleinen Nachmittagsimbiß bleibt. Manche lassen grundsätzlich das Frühstück oder das Mittagessen ausfallen und essen dafür bei der nächsten Mahlzeit um so mehr, weil der Magen leer ist.

Wenn Sie »vorbeugend« zuviel essen, damit Sie später nicht hungrig bleiben müssen, oder wenn Sie mit Extraportionen ausgelassene Mahlzeiten ersetzen, dann stellen Sie Ihre Person und Ihre Bedürfnisse hintan. Und diese Haltung bringen Sie auch Ihrer Tochter bei. Sie haben wahrscheinlich nie gelernt Ihre Bedürfnisse zu achten und vorauszuplanen. Als Folge davon essen Sie oft im Übermaß und sammeln unnötige Pfunde an.

Das Überspringen von Mahlzeiten ist kein gutes Mittel beim Abnehmen. Wenn Sie ein Essen auslassen, spart sich der Körper von seinen Reserven ein paar Kalorien auf, um sich gegen Auszehrung zu schützen. Das ist seine Überlebenstaktik, die unsere Vorfahren vor vielen Generationen Hungersnöte überstehen ließ.

Auch bei Doris ist es an der Tagesordnung, Mahlzeiten zu überspringen:
Ich habe keine Zeit fürs Frühstück. Ich muß vor sieben aus dem Haus, um rechtzeitig am Arbeitsplatz zu sein. Mittags habe ich dann einen richtigen Heißhun-

ger. Ich weiß, daß ich deshalb zuviel esse, aber ich kann einfach nicht anders. Manchmal arbeite ich auch noch mittags durch und stopfe mich dann abends voll, esse so lange, bis ich schlafengehe.

Doris hat vielleicht keine Zeit, um sich vor dem Aufbruch zur Arbeit Eier und Toast zu machen oder sich gemütlich vor eine Schale Müsli hinzusetzen, aber irgendwann am frühen Vormittag kann sie sicherlich das Bedürfnis ihres Körpers nach Nahrung befriedigen, auch wenn sie nur ein Sück Obst oder ein Vollkornbrötchen ißt. Tut sie das nicht, versagt sie sich selbst Gesundheit und Energie und gibt ihrer Arbeit Vorrang vor ihrer Gesundheit.

Sie brauchen eigentlich nur eine Extra-Viertelstunde, um sich ein einfaches Frühstück zu machen und es ohne Hast zu genießen. Ist es Ihre physische und psychische Gesundheit nicht wert, 15 Minuten früher aufzustehen? Wenn Sie Kinder haben, ist das ein Grund mehr, sich ein gutes Frühstück zu gönnen. Falls Sie Ihrer Tochter erzählen, wie wichtig ein gesundes Frühstück für den Start in den Tag ist, selbst aber diesen guten Rat in den Wind schlagen, dann erteilen Sie ihr eine verwirrende Lektion voller Widersprüche.

Doris ist noch keine 25 Jahre alt und hat schon eine wichtige Position in ihrer Firma inne. Ihre große Verantwortung zwingt sie, schon um halb acht Uhr morgens mit ihrer Arbeit zu beginnen, manchmal die Mittagspause durchzuarbeiten und die Firma oft erst nach sieben Uhr abends zu verlassen. Sie klagte über Müdigkeit, Gewichtszunahme und eine starke Anfälligkeit für Grippe und Erkältungen, die sie früher nie gekannt hatte. Mußte sie eine Grippe im Bett auskurieren, türmte sich die Arbeit auf ihrem Schreibtisch, daß sie sich vor ihrer Rückkehr fürchtete. Ihr Job war zum Alptraum geworden, und Doris sah keinen Ausweg.

»Wann sind Sie das letzte Mal mit Freunden essen gegangen?« fragte ich sie.

Vor ein paar Monaten war ich mit Freundinnen aus dem Büro beim Mittagessen. Um nach der Arbeit essen zu gehen, bin ich zu müde. Ich mache mir zu Hause ein Riesenessen für mich allein, weil ich abends wahnsinnig hungrig bin, dann gehe ich mit einem Buch ins Bett oder sehe ein bißchen fern. Am Wochenende stehe ich spät auf und esse, worauf ich Lust habe – am liebsten Pizza und Hamburger mit Pommes frites. Ich erledige die Hausarbeit und tue sonst so wenig wie möglich, damit ich am Montagmorgen wieder frisch bei Kräften bin, um den Stapel Arbeit auf meinem Schreibtisch anzupacken.

Vor mir saß eine begabte, verantwortungsbewußte, schöne Frau, die kaum genug Energie hatte, um eine hektische Arbeitswoche zu bewältigen, und die Abends zuviel aß, um ein verpaßtes Mittagessen und den Mangel an Gesellschaft auszugleichen. Statt die besten Jahre ihres Lebens zu genießen, fühlte sie sich müde und deprimiert. Wo blieb da der Spaß? Und woher stammte ihre Einstellung, ihr Leben für ihre Arbeit zu opfern?

Doris war in einer Familie aufgewachsen, in der eine strenge Arbeitsmoral herrschte. Schon in jungen Jahren lernte sie, daß die Arbeit immer an erster Stelle zu stehen habe und daß es wichtig sei, in seinem Beruf Hervorragendes zu leisten, nicht nur seine Pflicht zu tun. Später stellte sie ihre Entscheidungen nie in Frage. Sie war geboren, um zu arbeiten, und zwar hart zu arbeiten. So war Doris einerseits die perfekte Arbeitnehmerin, andererseits aber eine erschöpfte, unbefriedigte Frau, die keine Ahnung hatte, warum es ihr so schlecht ging.

Ihre selbstverleugnende Einstellung hatte sie zum Teil von ihrer Mutter »gelernt«, die sich selbst aufopferte, und zum Teil von ihrem Vater, bei dem sich alles um die Arbeit drehte. Doris dachte selten über sich selbst nach, es sei denn, sie war zu krank oder zu erschöpft, um ihr normales Arbeitstempo durchzuhalten. Trat dieser Fall ein, bekam sie Schuldgefühle, weil sie den an sie gestellten Ansprüchen nicht gerecht werden konnte.

»Was würden Sie gern aus Ihrem Leben machen?« fragte ich Doris in einer Sitzung. »Möchten Sie bei dieser Firma bleiben und schließlich in eine Führungsposition befördert werden?«

Auf keinen Fall! Wenn Sie glauben, ich sei überarbeitet, müßten Sie erst einmal sehen was mein Chef und die anderen Führungskräfte leisten müssen.

»Warum um alles in der Welt opfern Sie dann Ihr Leben für diesen Job? Sie überspringen die Mahlzeiten, weil Sie keine Zeit zum Essen haben, dafür stopfen Sie sich ein- bis zweimal täglich voll. Daß Sie teils gar nicht, teils zuviel essen, ist der Grund für Ihre Müdigkeit und Erschöpfung. Sie haben keinen Brennstoff, der Ihnen Energie liefert, keine Nahrung für Ihr Gehirn, um klar zu denken. Ich vermute, daß Sie vor allem nachmittags nicht immer die besten Entscheidungen treffen.«

Doris nickte. Ich fuhr fort: »Am Wochenende schlemmen Sie dann völlig ungesund, weil das eines der wenigen Vergnügen in Ihrem Leben ohne Freunde und ohne Freizeit ist.«

Doris erkannte endlich, daß sie ihr Leben und ihre Gesundheit für einen Posten opferte, den sie nicht einmal sehr lange behalten wollte.

»Wenn Sie etwas ändern wollen, fangen Sie am besten beim Anfang an, beim Frühstück«, schlug ich vor. »Dann machen Sie mit dem Mittagessen und dem Abendessen weiter. Sie nehmen sich Zeit für drei Mahlzeiten täglich und einen gelegentlichen Imbiß. *Denken* Sie *voraus, bereiten* Sie manches *im voraus zu, essen* Sie aber niemals *im voraus.* Mit anderen Worten: Essen Sie nicht einfach deshalb zuviel, weil Sie nie wissen, wann Sie das nächste Mal eine Mahlzeit bekommen. Essen Sie nicht zuviel, weil Sie sich ein paar Stunden vorher keine Zeit zum essen genommen haben und dann von Heißhunger getrieben sind. Wenn Sie wirklich einmal eine Mahlzeit auslassen, weil Sie gerade nicht hungrig sind, ist vielleicht ein Imbiß zwischendurch ein guter Kompromiß. Leben Sie in der Gegenwart, essen Sie in der Gegenwart.«

Wenn auch Sie für die Vergangenheit oder Zukunft essen, steckt vielleicht nicht schlechte Planung dahinter, sondern eine Überbewertung Ihrer Arbeit. Sie meinen womöglich, daß es wenig ausmacht, wenn Sie eine Mahlzeit überspringen, weil Sie unverwüstlich sind und so ziemlich alles überstehen. Das stimmt nicht unbedingt. Es geht nicht um Ihre Arbeit, es geht um Sie. Ihre Gesundheit hat Vorrang. Wenn Sie nicht gesund sind, können Sie nicht so effektiv oder manchmal auch gar nicht arbeiten, wie Doris mit ihren gehäuften Grippeerkrankungen.

Wenn Sie hungrig, schwach oder müde sind oder nicht klar denken können, ist der Grund vielleicht eine ausgelassene Mahlzeit. Sie können sich doch fünf Minuten Zeit für eine Toilettenpause nehmen; dann müssen Sie es auch schaffen, sich fünf Minuten oder mehr Zeit zum Essen zu gönnen.

Vor Jahren sagte eine Freundin zu meiner Überraschung: »Ich mag egoistische Menschen.«

Zuerst glaubte ich, ich hätte sie mißverstanden.

»Ich meine nicht die, die nicht an andere denken«, erklärte sie. »Ich meine Leute, die sich um sich selbst kümmern. Dann brauche ich mich nicht um sie zu kümmern. Ich kann, wenn ich will, muß aber nicht. Sie sind kein Klotz am Bein, sie sind unabhängig.«

Werden auch Sie ein bißchen egoistischer oder unabhängiger. Kümmern Sie sich mehr um sich selbst, damit sich andere weniger um Sie zu kümmern brauchen. Sorgen Sie für Ihren Körper, damit er die Arbeit tun kann, für die Sie sich entschieden haben. Mit dieser Einstellung geben Sie für Ihre Tochter ein wunderbares Rollenvorbild ab. Bringen Sie auch ihr bei, wie sie für sich sorgen kann. Zeigen Sie ihr, wie ihr jede Arbeit Befriedigung und Freude schenkt, wenn sie die Energie, die Begeisterung und die Kraft hat, sie zu vollenden, ohne sich am Ende des Tages ausgepumpt zu fühlen.

Essen Sie in der Gegenwart; nehmen Sie sich Zeit für sich. Planen Sie so weit voraus, daß Sie sich an besonders hektischen Arbeitstagen für den Fall, nirgends rasch eine Mahlzeit besorgen zu können, Ihr Essen selbst mitbringen. Betrachten Sie Ihre Verfügbarkeit nicht als selbstverständlich, auch wenn andere das tun. Erkennen Sie Ihren Wert. Sorgen Sie für Ihren Körper. Wenn Sie sich selbst wichtiger nehmen als Ihre Tätigkeiten, werden Sie in der Regel auch die Zeit für eine Mahlzeit finden, die Sie sonst abgeschrieben hätten. Erinnern Sie sich: Sie lehren Ihre Tochter, daß sie wichtig ist und sich um sich kümmern muß.

Fällt es Ihnen schwer, für sich selbst vorauszuplanen? Reicht Ihre Zeit gerade, um für jeden und alles in Ihrem Leben zu sorgen, außer für sich selbst? Um Ihrer Familie ein gutes Beispiel zu geben, genügt es, daß Sie regelmäßig essen, komme was da wolle. Vielleicht leiden Sie dann auch nicht mehr unter Reizbarkeit, Müdigkeit und Unkonzentriertheit, den Folgen eines absackenden Blutzuckerspiegels nach einer übersprungenen Mahlzeit.

Wenn Sie durch regelmäßiges Essen für Ihre Gesundheit sorgen, werden Sie glücklicher sein, weil Sie einen klaren Kopf behalten und vor Energie strotzen. Stärken Sie Ihr Selbstwertgefühl. Erklären Sie Ihrer Tochter, daß Sie nicht »nur eine Mutter« sind – so etwas gibt es nicht. Sie sind ein Mensch, der liebevoll für andere sorgt und außerdem oft zusätzliche

Aufgaben übernimmt. Aber keine Aufgabe ist so wichtig, wie Liebe zu zeigen und zu lehren. Lieben Sie sich selbst genug, um vorauszuplanen und regelmäßig zu essen. Lieben Sie Ihre Tochter genug, um ihr diese Lektion beizubringen.

Was tun?

1. *Affirmation: Ich sorge als erstes für mich selbst, weil ich es wert bin.*

2. Machen Sie sich Ihr früheres Verhalten bewußt: Oft haben Sie nur deshalb zuviel gegessen, weil Sie Mahlzeiten ausgelassen haben. Beginnen Sie vorauszuplanen, und überlegen Sie morgens, was der Tag bringt. Machen Sie sich einen Zeitplan, und tragen Sie die Mahlzeiten ein. Ob Sie nun zu Hause oder außer Haus arbeiten, nehmen Sie sich die Zeit für drei Mahlzeiten in regelmäßigen Abständen. Wenn das unmöglich ist, überbrücken Sie die Zeit und den Hunger mit einer kleinen, nahrhaften Zwischenmahlzeit, zum Beispiel einem Stück Obst, einem Brötchen, etwas rohem Gemüse, einer Scheibe Vollkornbrot oder ein paar Crackern. Legen Sie auch dann eine Pause für einen Imbiß ein, wenn Sie dadurch einem Heißhungeranfall bei der nächsten Mahlzeit entgehen können. Tun Sie Ihr Möglichstes, um Ihren Zeitplan einzuhalten.

3. Bereiten Sie Ihre Mahlzeiten vor, soweit es geht. Kochen Sie am Wochenende auf Vorrat, so daß Sie in der kommenden Woche ein paar Mittag- und Abendessen davon bestreiten können. Wenn Sie Portionen einfrieren, ist die Zubereitung kein Problem mehr. Nehmen Sie morgens das Abendessen aus dem Gefrierschrank, und wärmen Sie es abends, wenn Sie nach Hause kommen, auf. Zum Vorkochen eignen sich vor allem Eintöpfe, Gemüsegerichte, herzhafte Suppen, Reis oder Hirse und Geflügel. Sie werden sich dabei schrittweise angewöhnen, sich auch an Arbeitstagen besser zu ernähren.

4. Sprechen Sie mit Ihrer Tochter darüber, wie wichtig es ist, sich selbst und seine Gesundheit an die erste Stelle zu setzen und regelmäßig zu essen. Wer die Bedürfnisse seines Körpers beachtet und befriedigt, zeigt Verantwortungsbewußtsein und ist ein Stück erwachsener geworden. Setzen Sie sich mit ihr hin, und helfen Sie ihr, Mahlzeiten in ihren Tagesablauf einzuplanen, wie Sie es für sich selbst getan haben.

14

Auf den Körper hören lernen:
Die Lösung für Überdisziplinierte

Ein Kind, von dem allzu große Disziplin verlangt wird, ißt alles, was auf den Tisch kommt, ob es ihm schmeckt oder nicht, ob es hungrig ist oder satt. Es zeigt oft gutes Benehmen, um Aufmerksamkeit und Lob zu erlangen oder um dem Zorn der Erwachsenen zu entgehen. Vielleicht ist es ein Musterkind. Kinder brauchen zweifellos Disziplin, aber sie müssen auch lernen, wie sie eine gute Wahl treffen können. Sie müssen lernen, was und wieviel davon sie essen sollen, damit sie sich nicht vollstopfen oder unausgewogen ernähren.

Wenn Sie Ihrer Tochter das Essen »vorsetzen« und ihr keine eigenen Wahlmöglichkeiten lassen, wird ihr vielleicht eine wichtige Lektion für ihr späteres Leben entgehen. Sie könnte dann nicht nur Schwierigkeiten haben, selbständig die richtigen Speisen in der richtigen Menge auszuwählen, sondern es wird ihr möglicherweise auch in anderen Bereichen schwerfallen eine Wahl zu treffen. Das kann dazu führen, daß sie nur bequeme Lösungen sucht oder gar keine. Wenn es Ihnen Probleme bereitet, die Gabel aus der Hand zu legen, sobald Sie satt sind, oder gesunde Nahrungsmittel auszuwählen, haben Sie vielleicht auch kein großes Vertrauen in ihre Entscheidungsfähigkeit im Beruf oder zu Hause.

Beim Abendessen häuften sich auf dem Teller der neunjährigen Sabine Wiener Würstchen und Kartoffelkroketten. Sabine hatte keine besondere Lust darauf, und ihr Teller war wieder einmal viel zu voll, aber sie mußte alles aufessen, sonst bekam sie keine Nachspeise – das einzige, was sie wirklich mochte.
Oft aß sie so viel, daß ihr beinahe übel wurde, nur um ihre Schokoladenkekse zu bekommen. »Wenn du nicht aufessen kannst, hast du auch keinen Platz mehr für die Nachspeise«, sagte ihre Mutter immer. Sabine hatte schon öfter versucht, ihrer Mutter klarzumachen, daß die Portionen zu groß waren, aber sie hörte nie zu.
Sabine kannte den dumpfen Schmerz ihres übervollen kleinen Magens zur Genüge, und sie wußte, daß er schließlich verschwinden würde. Ihr Bauch war vom schnellen Essen gebläht; wenn sie die scheußlichen Kroketten fast im ganzen hinunterschluckte, schmeckte sie nicht so viel davon. Sabine war an körperliches

Unbehagen gewöhnt. Sie wußte aus früherer Erfahrung, daß sie weiteressen konnte, ohne sich zu übergeben und die Kekse in ihrem Magen noch Platz haben würden. Die Süßigkeit im Mund war dann das reinste Vergnügen. Ein paar Minuten lang betäubte der köstliche Schokoladengeschmack ihre Bauchschmerzen. Weil Sabine nie über ihr Essensquantum selbst bestimmen durfte und weil sie alles aufessen mußte, bevor sie ihre geliebte Nachspeise bekam, vertilgte sie noch als Erwachsene dieselben Riesenportionen wie als Kind. Das Magendrücken nach dem Essen war einfach ein vertrautes Gefühl.

Vielen Kindern, die daran gewöhnt sind, zuviel zu essen, geht dieses Verhaltensmuster in Fleisch und Blut über. Andere dürfen sich die Speisen nicht aussuchen und lernen nicht, auf die Bedürfnisse ihres Körpers zu achten. Auch sie neigen dazu, das in der Kindheit erlernte Eßverhalten fortzusetzen, selbst wenn sie es inzwischen besser wissen. Die Folge sind zwiespältige Gefühle beim Einkaufen, Kochen und Essen – nie fühlen sich diese Frauen ganz wohl dabei.

Der Körper hat in verschiedenen Lebensabschnitten verschiedene Bedürfnisse. Ein Kind braucht beim Spiel mehr Energie und Kalorien als ein Erwachsener, der am Schreibtisch sitzt. Wenn wir älter werden, verringern wir unsere Portionen, müssen aber auf eine ausreichende Nährstoffzufuhr achten. Wir brauchen zwar weniger Kalorien, aber genauso viele Vitamine und Mineralstoffe wie früher, vielleicht sogar mehr. Marmeladenbrote sind als Grundnahrungsmittel nicht mehr geeignet. Und weil wir weniger Energie verbrauchen, dürfen wir nicht mehr so viele Süßigkeiten essen, sonst nehmen wir zu.

Man sollte seinen Kindern aus einem wichtigen Grund erlauben, einen Teil ihrer Nahrung selbst auszuwählen und zu bestimmen, wieviel sie essen wollen: Nur so lernen sie schon früh, auf ihren Körper zu hören. Das ist eine lebenswichtige Lektion, um sich zu einem gesunden und vitalen Menschen zu entwickeln und es zu bleiben. Der Körper signalisiert uns deutlich, wann wir genug gegessen haben, und wenn wir auf diese Signale achten, werden wir nicht dick. Vielleicht ignorieren Sie diese Signale? Vielleicht haben Sie sie seit Ihrer Kindheit nicht mehr wahrgenommen? Ganz intuitiv erkennen wir manchmal, welche Nährstoffe wir zu uns nehmen sollten, wenn sich unsere körperlichen Bedürfnisse ändern. Plötzlich taucht dann das Bild, der Gedanke oder der Name eines Nahrungsmittels in uns auf, das die Vitamine und Mineralstoffe enthält, die wir zu diesem Zeitpunkt brauchen. Uns schwebt etwas Bestimmtes vor, ohne daß wir den Grund dafür nennen könnten. Damit ist nicht die Gier nach Schokolade, Kaffee oder ähnlichem gemeint, was auch ein Hinweis auf eine Mangelerscheinung sein könnte. Ein Beispiel wäre ein größeres Bedürfnis nach Fleisch als sonst, kurz bevor Sie einen Eisenmangel diagnostiziert bekommen. Oder Sie sind müde und wissen plötzlich, daß Ihnen nichts so gut täte wie ein Stück frisches Obst; fühlen Sie sich danach munterer, läßt das auf einen zu niedrigen Blutzuckerspiegel schließen.

Wenn Ihnen in den prägenden Jahren Ihrer Kindheit immer übergroße Portionen serviert wurden und Sie alles aufessen mußten, konnten Sie nicht auf Ihre innere Stimme hören. Sie haben nicht gelernt, zwischen Sattsein und übervollem Magen zu unterscheiden. Vielleicht haben Sie die Gewohnheit entwickelt, sich ständig zu überessen – ein Verhaltensmuster, das zu Übergewicht, Verdauungsproblemen und psychischem Leiden führen kann. Das Traurigste daran ist vielleicht, daß Sie sich Ihres Verhaltens gar nicht bewußt sind, weil Sie nie etwas anderes als den Zwang zu essen kennengelernt haben.

Auch für Sabine bestand der erste Schritt darin, sich ihrer Empfindungen bewußt zu werden. Sie begann darauf zu achten, wie lange sie sich nach dem Essen unbehaglich fühlte. Sie erkannte, daß sie das Leben nicht so recht genießen konnte, solange ihr Völlegefühl andauerte. Sie hatte Schuldgefühle, weil sie zuviel aß. Der Schmerz in ihrem Magen erinnerte sie ständig an ihr Fehlverhalten. Sie wurde wütend auf sich, wenn sie sich derart beim Essen gehenließ, daß ihre Kleidung zu kneifen begann. Sie verbrachte viel Zeit mit körperlichem und seelischem Leiden. Jedesmal, wenn sie wieder zuviel aß, sah sie sich in ihrem Versagen bestätigt. Das Thema Essen beherrschte ihr Leben.

Nachdem Sabine erkannt hatte, wieviel Zeit sie mit Magendrücken, Schuldgefühlen oder Wut auf sich selbst vergeudete, war sie bereit zu dem Versuch, gesunde Nahrungsmittel auszuwählen und sie in ihre Mahlzeiten einzubeziehen. Selbst als sie anfing, statt zu Produkten mit leeren Kalorien oder zu hohem Fettgehalt zu Gesundem zu greifen, neigte sie immer noch dazu, zu große Mengen auf einmal zu kaufen und zuviel davon zu essen. Die Übung 4 für einen vernünftigen Einkauf am Ende dieses Kapitels half ihr, dieses Verhalten langsam, aber sicher zu ändern.

Manche Kinder essen täglich schnelle Fertiggerichte oder Tiefkühlkost und wissen als Erwachsene nichts über richtige Ernährung und gesunde Mahlzeiten. Manche reagieren auf die Zwänge ihrer Kindheit, indem sie wahllos essen, worauf sie Lust haben, weil niemand sie eines Besseren belehrt. Kinder, die gesund ernährt werden und in bestimmten Grenzen auswählen dürfen, was sie essen, achten mehr darauf, was ihr Körper braucht. Sie versorgen sich instinktiv mit wichtigen Nährstoffen. Diese Kinder sind oft gesünder als Kinder, die alles essen, was man ihnen vorsetzt.

Was tun?

1. *Affirmation: Ich fühle mich wohl, weil ich esse, was und wieviel mein Körper braucht.*

2. *Auf die innere Stimme hören:* Vielleicht tun Sie sich leichter, eine den Bedürfnissen Ihres Körpers entsprechende Mahlzeit zu planen, wenn Sie eine Liste verschiedener Speisen machen, die dafür in Frage kommen. Anschließend fragen Sie Ihren Körper, was er davon gerne hätte – auch wenn Sie sich etwas albern dabei fühlen. Gehen Sie die Speisen der Reihe nach durch und fragen Sie sich: Wonach verlangt mein Körper? Wird das meinem Körper gut tun? Wird das meinem Körper schaden? Wieviel kann ich davon jetzt essen?

Dann kreisen Sie auf Ihrer Liste das ein, was Ihnen unmittelbar in den Sinn kommt, ohne lange darüber nachzudenken, und notieren auch die Menge, die Ihnen vorschwebt. Erst jetzt stellen Sie genauere Überlegungen an. Haben Sie diese Speise ausgewählt, weil Sie Ihnen am besten schmeckt, oder fühlten Sie sich ohne erkennbaren Grund dazu hingezogen? Wenn Sie Ihre Wahl rein gefühlsmäßig getroffen haben, dann haben Sie vielleicht die innere Stimme Ihres Körpers vernommen.

Vielleicht signalisierte Ihnen Ihr Körper, er bräuchte mehr Vitamin A, und deshalb wählten Sie einen Salat. Oder ihm fehlte Energie, und Sie wählen etwas Kohlenhydratreiches, zum Beispiel Spaghetti oder Obst. Arbeiten Sie mit dieser Übung bis es Ihnen selbstverständlich wird, Ihrer inneren Stimme zu vertrauen und zu folgen.

3. Machen Sie die obige Übung auch mit Ihrer Tochter, und lassen Sie sie von Ihrer Liste ohne großes Nachdenken eine Speise aussuchen. Sprechen Sie mit ihr über die Gründe für ihre Wahl. Oft fällt es Kindern leichter als Erwachsenen, ihre innere Stimme wahrzunehmen, weil ihnen noch niemand eingeredet hat, sie könnten es nicht oder diese Stimme gäbe es nicht. Ermutigen Sie Ihre Tochter dazu, ihren Körper und nicht nur ihren Gaumen zu fragen, was er gern möchte.

Fragen Sie sie, was sie normalerweise ißt. Welche Speisen sättigen sie? Nach welchen verspürt sie noch Hunger auf irgendetwas Unbestimmtes? Welches Gefühl hat sie nach bestimmten Speisen im Magen? Fühlt sie sich nach einem bestimmten Essen etwas müde? Müdigkeit nach dem Essen kann auf eine Nahrungsmittelempfindlichkeit hindeuten, vor allem wenn man häufig unwiderstehliche Gelüste nach etwas hat (siehe Kapitel 20).

4. Wenn Sie beim Einkaufen eine kluge Wahl treffen und nicht zu große Mengen kaufen wollen, erledigen Sie Ihren Einkauf dann, wenn Sie keinen Hunger haben. Nehmen Sie Papier und Bleistift mit in den Laden, und erstellen Sie eine Liste von allen gesunden Dingen, die Sie kaufen wollen. Wenn die Liste fertig ist, kreisen Sie drei Produkte ein und kaufen nur soviel davon, wie Sie für eine mäßig große Portion benötigen.

Wenn Sie Ihre Auswahl derart beschränken, können Sie gar nicht zuviel essen. Machen Sie diese Übung solange, bis sie das Gefühl haben, für ein paar Tage oder eine Woche im voraus einkaufen zu können, ohne zuviel zu essen oder durch die große Auswahl unsicher zu werden.

5. Wenn Sie es hassen, Essen einzukaufen oder eine Abneigung dagegen haben, für sich oder Ihre Familie zu kochen, sollten Sie genauer überlegen, welche Gründe dahinterstecken könnten. Vielleicht glauben Sie, es gäbe nur wenig Nahrungsmittel, die Sie ohne Gefahr für Ihre Gesundheit essen dürfen. Mehr Wissen über Ernährung kann falsche Vorstellungen ausräumen und Ihre Wahlmöglichkeiten erweitern (siehe Kapitel 21 und 22).

Vielleicht halten Sie sich für eine katastrophale Köchin, weil man Ihnen nie das Kochen beigebracht hat. Lassen Sie sich von einer Freundin ein paar einfache leckere Gerichte zeigen, oder machen Sie einen Kochkurs mit. Begegnen Sie Ihren Ängsten und lernen Sie Neues, damit Sie Ihrer Tochter eine gesunde Beziehung zum Essen vermitteln können.

15

Sicherheit in sich selbst finden: Die Lösung bei Gefühlen der Einsamkeit oder Verlassenheit

Wenn es niemand in Ihrem Leben gibt, auf den Sie sich verlassen können, oder wenn Sie sich ganz einsam und allein fühlen, dann gibt es immer noch einen Gefährten: das Essen. Damit läßt sich die Leere vorübergehend füllen, und alles ist besser als das schmerzhafte Gefühl der Isolation. Wenn sich das Gefühl, mutterseelenallein auf der Welt zu stehen, in der Kindheit öfter wiederholt, entwickelt sich oft ein zwanghaftes Eßverhalten. Zwar ist es unmöglich, emotionale Leere mit etwas Materiellem wie Essen zu füllen, aber ein voller Magen vermittelt eine Sattheit, die uns irgendwie tröstet. Ob bei einem Kind das Gefühl der Verlassenheit nur der Vorstellung oder aber der Realität entspringt, ist zweitrangig; die Folgen sind dieselben, und Essen stellt eine vertraute Handlungsmöglichkeit dar. Es ist schwer, an dieser Reaktion etwas zu ändern, wenn man nicht ihr Wesen und ihren Ursprung erkennt. Essen ist ein Ersatz für echte Sicherheit, die in uns steckt und nur gefunden zu werden braucht. Erst wenn Sie aufhören, Ihre wahren Gefühle zu leugnen, und wenn Sie erkennen, daß Sie immer dann essen, wenn Sie sich einsam oder verlassen fühlen, werden Sie Zugang zu dieser inneren Sicherheit finden oder Ihrer Tochter dabei helfen, ihre eigene innere Sicherheit zu entdecken. Ich bin immer wieder überrascht, daß so viele Frauen in meine Praxis kommen, die sich inmitten ihrer Familie verlassen fühlten, für die Einsamkeit nie ein Fremdwort war, und die sich dem einzigen »Freund« zuwandten, der greifbar war: dem Essen.

In meiner Kindheit hatte ich selbst täglich mit dem Gefühl der Isolation zu kämpfen, aber ich glaubte, ich stünde mit dem Problem alleine da. Heute weiß ich es besser. Ich hatte keine Freunde, niemanden, dem ich mich anvertrauen oder mit dem ich meine geheimsten Gedanken teilen konnte. Das schmerzhafte Gefühl, allein zu sein, war ein Schreckgespenst, das mich täglich heimsuchte und mich in eine Phantasiewelt trieb. Darin lebte ich bis zu dem Tag, als ich mit 17 zum Studieren das Haus verließ. In meinen Phantasien wurde ich geliebt und bewundert, ich war schön und immer gertenschlank, nicht das einsame, kleine Pummelchen.

Wenn ich nicht in meine Phantasie- oder Bücherwelt fliehen konnte, verschaffte ich mir eine andere Art von Befriedigung: durch Essen. Auch wenn es in meinem Leben niemand gab, auf den ich bauen konnte – das Essen ließ mich nie im Stich. Je einsamer ich mich fühlte, desto mehr aß ich. Je mehr ich aß, desto mehr wurde ich an meine Einsamkeit erinnert.

Zu dem Gefühl der Isolation kam ein Gefühl der Verlassenheit. Ich erlebte dieses Gefühl zum ersten Mal bewußt, als ich als Dreijährige auf einem riesigen Bahnhof verlorenging, während sich mein Vater eine Zeitung kaufte. Ich erinnere mich, daß er mir sagte, ich solle an einem Pfosten stehen bleiben und mich nicht vom Fleck rühren, er sei gleich wieder zurück. Aber nach einer kleinen Ewigkeit (es waren tatsächlich weniger als drei Minuten) ging ich weg und tauchte in der Menge unter. Mein Vater fand mich Stunden später auf einer Polizeiwache wieder, wo ich lauthals heulte, weil ich so gern das angebotene Eis gegessen hätte. Meine Eltern hatten mir aber eingeschärft, nie etwas von Fremden anzunehmen. Seit diesem Vorfall überkam mich immer Gier nach Eis, wenn ich mich verlassen fühlte.

Lisa machte mehr als nur eine Erfahrung des Verlassenwerdens, woraus sich ihre Gewohnheit entwickelte, ständig zuviel zu essen. Jeder in der Familie verließ sie, einer nach dem anderen; manche verschwanden wirklich, manche zogen sich nur innerlich zurück. Lisas Vater hatte früh seine Eltern verloren; er widmete sich zwanghaft seiner Arbeit, manchmal 20 Stunden am Tag. Schließlich ließ er sich von Lisas Mutter scheiden und verließ die Familie ganz. Daraufhin zog Lisas Mutter mit ihren beiden Kindern zu ihren Eltern.

Die einzige gemeinsame Aktivität der Familie, an die sich Lisa erinnern kann, war die Versammlung um den Tisch beim Abendessen. Außerhalb der Mahlzeiten unternahm die Familie nie etwas zusammen. Damals und heute bedeutete Essen für Lisa soviel wie Familie. In ihrer Vorstellung verschwand die Familie, sobald jeder vom Tisch aufstand. Je länger sie aß, desto länger hatte sie eine Familie.

Lisas Großvater war zwar immer mit Geld und Essen zur Stelle, aber gefühlsmäßig war er nicht anwesend. Wenn er sagte: »Ich hab dich lieb«, klang das hohl in Lisas Ohren, und sie fühlte sich ihm nie nahe.

Lisas Mutter mußte arbeiten, um ihre Familie zu ernähren, deshalb kochte die Großmutter. Sie litt an Arthritis, die sich im Lauf der Zeit so sehr verschlimmerte, daß sie fast keinen Handgriff mehr tun konnte. Lisa und ihr Bruder waren sich selbst überlassen. Wenn Lisa abends vor dem Kühlschrank stand und die kalten Reste aß, überkam sie das eisige Gefühl der Isolation.

Lisa verlangte nicht viel von ihrer Mutter. Sie versuchte vielmehr, ihr nach allen Kräften Freude zu machen, weil sie Angst hatte, auch von ihr verlassen zu werden. Als Lisa zwölf war, war sie völlig auf sich gestellt: ihr Vater war fort, ihr Großvater gestorben, ihre Großmutter zu krank, um viel zu tun, und ihre Mutter arbeitete den ganzen Tag.

Lisas Mutter frühstückte nicht und hatte keine Zeit, ihren Kindern ein Frühstück zu bereiten, deshalb lernten sie, sich selbst mit Fertigmüslis und Frühstücksflocken zu versorgen. Viele dieser Produkte waren zuckrig und schmeckten wie Süßigkeiten; Lisa kann sich gut erinnern, wie sie morgens einsam und verlassen am Tisch saß und bis zu fünf Portionen verdrückte. Nach der Schule aß sie wieder solche

Getreideprodukte, dazu Süßes aller Art in großen Mengen. Ihre Müslischüssel wurde für sie zum Symbol der Sicherheit.

Irgendwann hatte Lisas Mutter aufgehört, ihrer Tochter eine Brotzeit für die Mittagspause einzupacken, und das Schulessen schmeckte Lisa nicht. Sie gab ihr Essensgeld für Süßes aus: Gebäck, Törtchen und Kakao; gleichzeitig isolierte sie sich in der Mittagspause von ihren Mitschülern.

Es ist nicht ungewöhnlich, Süßes mit einem tröstlichen Gefühl zu verbinden, das Verlassenheitsgefühle verdrängen kann. In anderen Kulturen sind solche Zusammenhänge allgemein bekannt, zum Beispiel in China, wo verschiedene Geschmacksrichtungen mit bestimmten Gefühlen gleichgesetzt werden. In China setzt man Süßigkeiten in Bezug zu einem geringen Selbstwertgefühl, das bei Einsamkeit leicht entsteht.

Diese Erklärung trifft Lisas Eßverhalten genau, die Süßes in großen Mengen aß, um ihre Verlassenheit und Einsamkeit zu kompensieren. Oft wurde Lisa spät abends von Heißhunger überfallen, selbst nach einem reichlichen Abendessen. Dann aß sie scheibenweise Toast oder sogar noch eine vollständige Mahlzeit. Sie glaubte damals, sie hungerte nach Essen, sieht aber heute ein, daß sie nach Aufmerksamkeit hungerte. Wenn sie nachts verkündete, sie hätte Hunger, machte ihre Großmutter ihr etwas zu essen und umsorgte sie. Die Großmutter konnte leicht Abhilfe schaffen, wenn ihre Enkelin hungrig war, aber es fiel ihr schwer, Zuneigung in irgendeiner anderen Form zu zeigen.

Lisas Tochter hat von ihrer Mutter bereits einige Verhaltensmuster gelernt; auch sie verlangt nach einer reichlichen Mahlzeit manchmal spät abends nach Essen. Lisa bringt ihr jetzt den Unterschied zwischen körperlichem und seelischem Hunger bei, eine wichtige Lektion für die Tochter wie für die Mutter. Wenn der Hunger emotionale Hintergründe hat, gibt Lisa ihrer Tochter die entsprechende »Nahrung«: Sie kuschelt mit ihr, liest ihr etwas vor oder plaudert mit ihr. Wenn der Hunger körperlich ist, gibt Lisa ihr ein Stück Obst, aber nicht gleich eine ganze Mahlzeit.

Was tun?

1. *Affirmation: Ich bin sicher und geborgen. Ich werde geliebt und getröstet.*

Lassen Sie jedesmal, wenn Sie mit dieser Affirmation arbeiten, das Gefühl in sich aufsteigen, daß Sie von einer wärmenden Decke eingehüllt werden. Sehen Sie sich als eine zufriedene, erfüllte Frau. Wenn Sie sich einen Zugang zur Liebe in Ihrem Inneren schaffen, sind Sie nicht allein, Sie fühlen sich sicher und geborgen.

2. *Übung »Herz voller Liebe«:* Machen Sie die Übung von Seite 109, und erfüllen Sie sich mit Liebe. Wiederholen Sie diese Übung, bis Sie genug Liebe spüren. Und vergessen Sie nicht: Sie verdienen diese Liebe.

3. Lassen Sie Ihre Tochter an Ihren Kindheitserfahrungen teilhaben. Sie soll wissen, daß auch Sie sich manchmal unsicher oder einsam fühlten. Zeigen Sie ihr Ihre wunden Punkte, und erlauben Sie ihr, Ihre Lehrerin zu sein, genau wie Sie die Lehrerin Ihrer Tochter sind. Ein Beispiel: Wenn Sie nicht so recht wissen, wie Sie mit ihr Spiele machen sollen, die Sie als Kind nie gespielt haben, dann lassen Sie sie sich von ihr zeigen.

4. *»Nahrung fürs Herz«:* Wenn Ihre Tochter Hunger hat, fragen Sie sie, ob ihr Magen nach Essen verlangt, weil er leer ist, oder ob sie »Nahrung fürs Herz« braucht. Sprechen Sie mit ihr über den Unterschied zwischen beiden Formen von Hunger, und machen Sie eine Liste der »Nahrungen fürs Herz«, die Sie ihr oder sich selbst geben können. Nahrung fürs Herz kann eine Umarmung sein, ein gemeinsames Spiel, ein paar ruhige Stunden zusammen mit Ihrem Kind, Ihrem Mann oder einem anderen geliebten Menschen, ein Telefongespräch mit einer Freundin oder ein Blumenstrauß, der Sie an die Schönheit der Welt erinnert.

16

Neue Interessen entwickeln:
Die Lösung gegen Essen aus Langeweile

Essen kann eine Art Beschäftigung sein, wenn Sie sich langweilen. Das Gefühl der Langeweile kann bedeuten, daß etwas anderes abläuft, wovor Sie die Augen verschließen. Manche Frauen geben ihrer langweiligen Diät die Schuld daran, daß sie zuviel essen. Wenn sie ihren Diätplan satt haben, schlemmen sie los, nur um einmal etwas zu essen, das anders schmeckt. Und oft greifen sie dann zu Fettem, Salzigem oder Süßem. Es steht genug Gesundes zur Wahl, um Abwechslung in eine Diät zu bringen, so daß es keinen Grund für solche Entgleisungen gibt.

Abwechslung beim Essen erfreut wenigstens den Gaumen, wenn Ihnen Ihr Leben öde und langweilig vorkommt, wenn die Arbeit zu Hause oder am Arbeitsplatz als eintönige Plackerei erscheint oder wenn Ihnen anregende Gesellschaft fehlt. Es gibt einen Unterschied zwischen Langeweile, die von mangelnden Anregungen kommt, und Langeweile, die durch eine tiefsitzende Traurigkeit bedingt ist. Essen kann sich als befriedigender Ausweg anbieten, weil es oft einfacher ist, sich in angenehmen Empfindungen und Geschmackserlebnissen zu verlieren, als dem Grund der Langeweile nachzugehen oder sich aus seiner Lethargie hochzurappeln. Viele Menschen wagen es nicht, einmal etwas ganz anderes zu tun, etwas Unbequemes, vor dem man sich ein wenig fürchtet (zum Beispiel zu einer Versammlung zu gehen, wo sich neue Freunde finden könnten).

Johanna hatte Langeweile, und Johanna fühlte sich einsam. Papa hatte seinen freien Tag, aber anstatt mit ihr im Park spazierenzugehen und die Enten und Blumen anzuschauen, besuchten sie Onkel und Tante. Johanna saß in einem großen Sessel und sah zu, wie die drei Erwachsenen redeten und redeten. Es kam ihr vor, als ob sie schon stundenlang hier wäre. Sie begann, ihre Beine rhythmisch auf- und abzuschwingen. Vielleicht konnte sie so tun, als säße sie auf der großen Schaukel am Spielplatz. Doch langsam gingen ihr die Ideen aus.
»Da, Johanna, hier hast du was Süßes«, sagte ihre Tante. »Und halt mal deine Beine ruhig. Du könntest herunterfallen oder den Sessel kaputtmachen!« Sie legte

eine Packung Pfefferminzbonbons auf den Tisch und redete rasch weiter. Jetzt hatte Johanna wenigstens eine Beschäftigung. Sie wickelte ein Bonbon aus und begann es langsam zu kauen.

Herrliche Süße erfüllte ihren Mund und sickerte ihre Kehle hinab. Ein paar Augenblicke lang bestand ihre Welt nur aus Zucker und Pfefferminzaroma. Auch das zweite Bonbon schmeckte köstlich, und sie ließ es ohne Lutschen von ganz allein zergehen. Die Bonbons zu essen wurde ein Spiel, und sie lutschte eins nach dem anderen, auch als sie allmählich nicht mehr so gut schmeckten.

Daheim schlenderte Johanna manchmal ziellos durchs Haus und suchte nach etwas Abwechslung. Dann gab ihr die Mutter ein paar Kekse oder Kartoffelchips, um sie zu beschäftigen. So entdeckte Johanna, daß sie immer essen konnte, wenn es sonst nichts zu tun gab. Immer, wenn ihr langweilig war, suchte sie Zuflucht beim Essen.

Als Johanna älter wurde, vergaß sie sich im salzigen, knusprigen Genuß von Grillhähnchen und Pommes frites, bei süßem Eis und Keksen oder wenn sie die würzigen roten Zimtbonbons kaute, die im Mund brannten und auf eigenartige Weise köstlich schmeckten. Sie fühlte sich zu bestimmten Speisen hingezogen und aß davon, bis das Aroma und die Geschmacksempfindung ihre Langeweile auslöschten. Essen wurde zur Lösung für ihr Problem, obwohl es immer nur eine vorübergehende Ablenkung war.

Diese Lösung bot sie auch ihrer Tochter Linda an. Als Baby gab ihr Johanna Saftfläschchen zum Nuckeln, damit sie zu weinen aufhörte. Später gab sie ihr andere Süßigkeiten, wenn sie verstört war. Schließlich bot Johanna ihrer Tochter jedesmal etwas zu essen an, wenn sie sich langweilte. Nie kam sie auf die Idee, Linda zu fragen, wie sie sich fühlte oder was sie gern tun würde, weil ihre eigene Mutter sich ebenso verhalten hatte.

In langen Gesprächen über ihr Eßverhalten wuchs in Johanna die Einsicht, daß sich durch Essen ihr Problem nicht lösen ließ. Nach dem Essen war ihr immer noch langweilig, dazu hatte sie oft obendrein noch Magenschmerzen oder Kopfweh. *Heute begreife ich, daß ich gegessen habe, weil ich manchmal meine wahren Gefühle nicht erkannte. Und wenn mir bewußt war, wie ich mich fühlte, hatte ich niemand, mit dem ich darüber sprechen konnte, niemand, der mir dabei helfen konnte, herauszufinden, was ich wirklich tun wollte. Meine Mutter war zu beschäftigt, um mir Verständnis entgegenzubringen oder mir echte Lösungen anzubieten. Außerdem fällt mir dazu ein, daß meine Großmutter meiner Mutter und mir immer etwas zu essen hinstellt, wenn wir sie besuchen; wir drei haben einander nicht viel zu sagen. Vielleicht weiß meine Mutter ihre Langeweile auch nur mit Essen zu bekämpfen.*

Mit diesen neuen Erkenntnissen gewappnet, begann Johanna, ihr Verhalten ihrer Tochter gegenüber zu ändern. Anstatt Linda einfach nicht zu beachten oder sie zum Essen aufzufordern, wenn ihr langweilig war, begann sie mit ihr über den Zusammenhang von Essen und Langeweile zu reden. Sie nahm sich auch die Zeit, mit ihrer Tochter über ihre Probleme zu sprechen, oder ihr zu helfen, eine interessante Tätigkeit zu finden, wenn sie sich langweilte.

»Was ist passiert, als Sie Linda Ihr Essensproblem klarmachten?« fragte ich Johanna mehrere Monate später.

Der Schuß ging nach hinten los. Linda ertappte mich neulich dabei, wie ich nach dem Abendessen in der Küche die Reste aufaß. Sie sagte: »Mami, du brauchst doch jetzt nicht zu essen. Dir ist bloß langweilig.« Ich mußte lachen, obwohl sie recht hatte! Sie ist eine sehr gelehrige Schülerin. Wir kamen zu dem Schluß, daß mir nicht langweilig wäre, wenn wir zusammen eine Partie Scrabble spielen würden.

Wenn Sie aus Langeweile essen oder deshalb, weil Ihnen Ihr Speiseplan zu eintönig ist, verlangen Sie vom Essen etwas, das es nicht erfüllen kann. Essen liefert Ihnen Nährstoffe, die Sie stärken, die Ihnen Gesundheit und Energie schenken, um in anderen Bereichen Ihres Lebens Erfüllung zu finden. Essen ist keine Form der Unterhaltung oder der Flucht vor Gefühlen, auch wenn Sie es bislang dazu benutzt haben. Essen darf nicht das größte Vergnügen in ihrem Leben sein, auch wenn es zweifellos große Genüsse bieten kann.

Vielleicht geben Sie hier falsche Inhalte an Ihre Tochter weiter. Liebt sie vor allem Naschereien oder Gaumenkitzler, die besonders salzig, würzig oder süß schmecken? Oder ist sie mit »normalen« Speisen wie Grillhähnchen, Gemüse und Kartoffeln zufrieden? Ißt sie aus Langeweile? Vielleicht ist es für Sie beide an der Zeit, auf anderen Gebieten nach Interessantem und Aufregendem Ausschau zu halten.

Langeweile kann entstehen, wenn Sie sich stark auf sich selbst konzentrieren. Wer ißt, um der Langeweile zu entrinnen, handelt sehr ichbezogen und versinkt in seinen Gefühlen, seiner Apathie, seinen Geschmackserlebnissen und schließlich in Schuldgefühlen. Wenn das passiert, ist es höchste Zeit, aus seinem Schneckenhaus herauszukommen und etwas für andere zu tun. Hören Sie auf mit der Nabelschau, richten Sie Ihre Aufmerksamkeit nach außen.

Was tun?

1. *Affirmation: Etwas für mich selbst und andere zu tun gibt mir Beschäftigung und Erfüllung.*

2. *Pläneliste:* Werden Sie sich über Ihre Langeweile klar, und planen Sie Aktivitäten, die Ihnen Spaß machen. Stellen Sie eine Liste mit Projekten auf, die Sie sich schon lange vorgenommen haben und für die scheinbar nie Zeit bleibt. Notieren Sie auch gleich, welche Hilfsmittel oder Materialien Sie für jedes Ihrer neuen Vorhaben brauchen. Ordnen Sie Ihre Pläne nach Ihrem Interesse oder der Dringlichkeit.

Hängen Sie die Liste gut sichtbar auf, so daß Sie sie leicht ergänzen können und bei Langeweile griffbereit haben. Auch wenn Sie zu keinem Ihrer Projekte große Lust haben – beginnen Sie mit einem der ersten drei, und arbeiten Sie eine Stunde daran. Lenken Sie Ihre Aufmerksamkeit von sich selbst ab, und warten Sie, ob die Langeweile verschwindet, wenn Sie sich in Ihr Vorhaben versenken. Wenn Ihnen nach einer Stunde immer noch langweilig ist, machen Sie sich bewußt, daß Sie eine Stunde Arbeit in ein Projekt investiert haben, das Sie sehr gern verwirklichen wollten. Jeder Fortschritt, den Sie dabei gemacht haben, ist immer noch viel besser als essen. Überlegen Sie, ob Sie dabei andere Gefühle verdrängt haben oder nicht. Ist das der Fall, dann befassen Sie sich jetzt damit.

Genau wie es in Ordnung ist, Hunger zu haben und nicht zu essen, ist es in Ordnung, auch einmal Langeweile zu verspüren. Wenn Sie sich lang genug langweilen, ohne sich durch Essen abzulenken, werden Sie wahrscheinlich eine Beschäftigung finden. Auch wenn es nicht die ideale Lösung sein sollte, ist sie doch besser als Langeweile.

3. Bieten Sie einer Freundin Ihre Hilfe an, oder melden Sie sich bei karitativen Einrichtungen und helfen Sie ein paar Stunden mit. Tun Sie etwas für andere; vielleicht können Sie für eine Nachbarin einkaufen, die nicht mehr so gut zu Fuß ist. Wenn Sie Ihre Zeit und Liebe einem anderen Menschen schenken, füllen Sie in sich Lücken, die Sie mit Essen nie erreichen.

4. Sollten Sie zu dem Schluß gelangen, Ihr Essen langweilt Sie, dann verlassen Sie doch die eingetrampelten Pfade und probieren neue Gerichte aus. Eine orientalische Sauce kann gedünstetes Gemüse in ein so schmackhaftes Gericht wie im Chinarestaurant verwandeln. Mit ein bißchen Currypulver können Sie Reis, Linsensuppe oder Hähnchen mit Gemüse neue Reize abgewinnen. Stöbern Sie in Kochbüchern über Länderspezialitäten nach ein paar einfachen Rezepten, die Sie in Ihr Repertoire aufnehmen können, und kochen Sie sie nach. Vielleicht sollten Sie auch einmal in ausländischen Feinkostläden nach neuen Anregungen für die Küche Ausschau halten.

Kochen Sie wieder einmal ein Gericht, das Ihnen besonders gut schmeckt, das Sie aber selten zubereiten. Machen Sie ein paar Portionen mehr, und laden Sie jemand zum Essen ein. Oder frieren Sie die Reste als Vorrat ein, damit sie zugreifen können, wenn Sie einmal keine Zeit zum Kochen haben.

17

Sich zu Wort melden: Die Lösung gegen »hinuntergeschluckte« negative Gefühle

Manche Frauen essen, wenn es ihnen schwerfällt, über Frustrationen zu reden, oder wenn sie den Grund für ihr Unbehagen nicht herausfinden. Sie würgen ihre Gefühle mit Essen ab und merken manchmal gar nicht, was sie da eigentlich tun. Das Verdrängen von Gefühlen ist eine Form der Selbstverleugnung, die oft zu Störungen im Eßverhalten führt.

Manche Frauen geraten ganz außer sich, wenn sie glücklich sind, und essen dann, um nicht vor Freude zu platzen; sehr viel häufiger wird Essen aber dazu benutzt, um Ärger oder andere unglückliche Gefühle zu übertönen. Leider verschwinden diese Gefühle nicht; sie werden nur unter Schichten von Brot, Eis oder anderem begraben, wo sie wuchern und gären. Irgendwann steigen sie wieder hoch, vielleicht zu einer unpassenden Gelegenheit.

Wenn Sie Ärger, Unglück oder andere negative Gefühle mit einer Zusatzportion hinunterschlucken, werden diese Emotionen weiter einen negativen Einfluß auf Ihr Leben ausüben und jedes Hindernis überwinden, das Sie ihnen in den Weg stellen. Vielleicht machen Sie sich vor, Sie seien zufrieden und nicht nachtragend, aber Ihre Mitmenschen werden diese Selbsttäuschung spüren. Ärger und Unglück verschwinden nicht einfach, indem Sie so tun, als seien sie nicht vorhanden, oder indem Sie sich weigern, sich damit zu befassen. Diese Gefühle werden zu einem Teil Ihrer Persönlichkeit, mischen bei Ihren Entscheidungen und Beziehungen mit und sind die beste Garantie dafür, daß es Ihnen weiterhin schlecht gehen wird. Solange Sie nicht anders darauf reagieren, bringen Sie vielleicht auch Ihrer Tochter bei, wie man es am besten anstellt, unglücklich zu sein.

Julia war wütend auf ihre Mutter, weil sie ihr nicht erlaubte, mit ihren Freunden bis in die Nacht hinein auszugehen. Das war das zweite Mal, daß ihre Mutter plötzlich ihre Meinung darüber änderte, wann Julia abends nach Hause kommen mußte. Julia hätte sie am liebsten angeschrien und ihr ins Gesicht geschlagen, aber sie konnte ihr nicht einmal sagen, wie sie sich fühlte.

Sie nahm ein Baguette aus dem Brotfach und biß ein großes Stück ab. Sie stellte sich vor, sie schlug ihre Zähne in den Körper ihrer Mutter. Der Geschmack war ihr egal, ihr kam es auf das Kauen und Schlucken an, ohne viel dabei zu denken. Bald versank die Welt um sie, und sie vergaß ihre Wut und Enttäuschung. Es beruhigte sie, die großen Brotstücke in ihren Mund zu stopfen, und sie aß das ganze Baguette auf.

Julia wußte, daß sie ihren Ärger nur verdrängte, trotzdem verschaffte ihr das Essen Befriedigung. Was blieb ihr denn sonst schon übrig? Ihre Mutter ließ es nie zu, daß jemand wütend wurde. Das letzte Mal, als Julia zornig war und ihrer Mutter ihre Gefühle zu erklären versuchte, hatte sie ihr mit einem zweiwöchigen Ausgehverbot gedroht. Also würgte Julia ihre Wut mit Essen hinunter.

Kinder sind besonders scharfe Beobachter. Sie haben feine Empfangsantennen, mit denen sie alle unausgesprochenen Gefühle wahrnehmen können. Schon als kleines Mädchen lernte Julia nicht nur, daß Essen Liebe ist, sondern auch, wie sie ihren Ärger damit hinunterschlucken kann, ohne daß ihre Mutter etwas davon bemerkt. Sie hatte dieses Verhalten ihrer Mutter abgeschaut. Unzählige Male hatte ihre Mutter ihr finstere Blicke zugeworfen, ohne ein Wort zu sagen. Wenn Julia dann fragte, was denn los sei, wurde sie unwirsch angefahren: »Nichts! Ganz und gar nichts!« Aber dann stampfte die Mutter durchs Haus, putzte und räumte mit wutgeladenem Getöse herum. Schließlich marschierte sie in die Küche, schnappte sich eine Packung Kartoffelchips oder Kekse, ging ins Schlafzimmer und schlug die Tür hinter sich zu. Wenn sie schließlich wieder auftauchte, war sie ruhiger. Julia wußte nie, warum oder auf wen ihre Mutter wütend war. Sie merkte nur, daß Essen sie beruhigte.

Wenn man unglücklich ist, kann das Geschmackserlebnis beim Essen negative Gefühle vorübergehend überdecken. Vielleicht kochen Sie sich dann die Lieblingsspeise aus Ihrer Kindheit, die Ihre Mutter Ihnen gab, wenn Sie traurig waren, oder Sie essen Süßigkeiten, weil Ihre Eltern Ihnen auch immer Bonbons und Eis kauften, wenn sie sich nicht mehr anders zu helfen wußten. In diesem Fall haben Sie das Eßverhalten wahrscheinlich von ihren eigenen Eltern gelernt.

Enttäuschungen und Katastrophen passieren immer wieder im Leben. Jeder von uns ist manchmal unglücklich. Wir können essen, um uns dem Schmerz zu entziehen – oder wir können den Problemen ins Gesicht sehen, mit Freunden oder einem Therapeuten darüber sprechen, unsere Gefühle verarbeiten und mit unseren Erfahrungen wachsen. Wenn wir unsere Gefühle zulassen und nicht abtöten, können wir empfindsamer, mitfühlender und verständnisvoller werden.

Viele Menschen essen bei jeder kleinsten Enttäuschung im Alltag, um sich zu beruhigen: nach einer Auseinandersetzung, bei beruflichen oder finanziellen Problemen, wenn das Auto eine Schramme hat, wenn sie zu einem wichtigen Anlaß nichts zum Anziehen finden, usw. Essen dient dann als

Ausrede und verankert eine Gewohnheit, die sich mit der Zeit immer schwerer ablegen läßt. Geben Sie Ihre Enttäuschung vor sich selbst zu, und leben Sie sie aus. Tun Sie dagegen, was Sie können: Ändern Sie, was möglich ist, und akzeptieren Sie, was Sie unmöglich ändern können. Lassen Sie Trauer und Schmerz zu, und denken Sie daran, daß sie vorbeigehen werden. Finden Sie andere Möglichkeiten außer Essen, um sich zu beruhigen.

Wir haben das Glück, in einer Zeit zu leben, in der wir unsere Psyche erforschen. Viele Menschen entdecken, daß sie ähnliche Gefühle haben und leichter damit umgehen können, wenn sie darüber sprechen und sie als Teil ihres Lebens akzeptieren. Beginnen auch Sie, Ihre Gefühle offener mitzuteilen.

Wenn Sie bei kleinen Enttäuschungen alle unangenehmen Emotionen mit Essen betäuben, dann betrachten Sie diese Enttäuschungen genauer. Geben Sie diesen kleinen Wunden nicht die Macht, den ganzen Tag zu ruinieren, geschweige denn Ihr ganzes Leben. Sie sind nicht vollkommen, andere sind nicht vollkommen, und das Leben ist weder vollkommen noch gerecht. Das ist eben die Realität. Betrachten wir es als Herausforderung und auch als Geschenk, und versuchen wir, einen geeigneten Weg zu finden, um mit den anfallenden Problemen fertig zu werden.

Überlegen Sie, wieviel Macht Sie einem Ereignis oder einem Menschen in Ihrem Leben eingeräumt haben. Das ist Ihre eigene Macht, die Sie weggegeben haben. Holen Sie sie zurück, akzeptieren Sie die Unvollkommenheit aller Dinge, und entscheiden Sie sich dafür, trotz dieser Unvollkommenheiten zufrieden und glücklich zu sein. Ändern Sie, was Sie ändern können, verbessern Sie, was Sie verbessern können, aber akzeptieren Sie die Tatsache, daß Leben nicht Perfektion ist.

Vielleicht waren Sie früher nicht in der Lage, Ihren Gefühlen ins Gesicht zu sehen und sie auszudrücken. Es ist gut möglich, daß Ihre Mutter ihre eigenen Gefühle in sich begraben hat. Sie hat vielleicht nicht gemerkt, was sie tat und welche Wirkung das auf Sie hatte. Aber Sie sind nicht Ihre Mutter; außerdem haben Sie ihr heute einiges voraus. Sie können ein schärferes Bewußtsein dafür entwickeln, wie und warum Sie sich mit Essen ablenken, und Sie können Ihre Erkenntnisse mit Ihrer Tochter teilen.

Was tun?

1. *Affirmation: Meine Mutter hat getan, was sie konnte. Ich bin nur für mein eigenes Glück verantwortlich. Ich bin die glückliche, gesunde, ausgeglichene Person, die ich schon immer sein wollte.*
Vielleicht erinnern Sie sich, daß dies Lolas Affirmation aus dem zweiten Kapitel war. Sie können sie gern Ihren eigenen Bedürfnissen entsprechend abändern oder eine ganz neue Affirmation finden.

2. Wenn Gefühle wie Ärger, Zorn, Trauer usw. Ihnen Unbehagen bereiten, dann werden Sie erst einmal körperlich aktiv, bevor Sie zum Essen greifen. Marschieren oder joggen Sie energisch um den Block, setzen Sie sich aufs Fahrrad oder wischen Sie den Boden. Was immer Sie auch tun, strengen Sie sich dabei so kräftig wie möglich an! Falls Sie keine andere Wahl haben, laufen Sie ein paar Treppen hinauf und hinunter, oder gehen Sie am Arbeitsplatz im Aufenthaltsraum fünf Minuten im Kreis herum.

3. Achten Sie darauf, wie Sie sich fühlen, wenn Sie essen, um Ihre Gefühle zu verdrängen. Essen Sie wie geistesabwesend, um sich zu betäuben? Stellen Sie sich vor, einen Menschen anstatt ein Nahrungsmittel in Stücke zu reißen? Gestehen Sie sich erst einmal ein, daß Sie zornig oder unglücklich sind. Finden Sie dann eine unbedenkliche Möglichkeit, Ihre Gefühle auszudrücken.
Wir alle verspüren manchmal Ärger. Daran ist nichts auszusetzen, selbst wenn Sie bisher Ihren Ärger nie zeigen durften. Dieses Gefühl ist nur eine Anerkennung von Unvollkommenheiten – einer anderen Person oder Ihrer eigenen. Erlauben Sie sich, unvollkommen zu sein und Fehler zu machen. Erlauben Sie sich, zornig oder unglücklich zu sein, das zu fühlen, wonach Ihnen eben ist.
Wenn möglich, sagen Sie dem Menschen, der Sie geärgert oder unglücklich gemacht hat, was Sie empfinden. Machen Sie ihm keine Vorwürfe; sagen Sie einfach nur, wie Sie sich fühlen. Niemand kann Sie zornig oder unglücklich *machen,* niemand ist dafür verantwortlich, wenn Sie unglücklich sind, außer Sie selbst. Erklären Sie der betreffenden Person in ruhigem Ton, wie ihre Worte oder ihr Verhalten auf Sie gewirkt haben: »Als du das gesagt (getan) hast, war ich zornig (durcheinander, verletzt, traurig), und ich möchte dir sagen, warum.«
Haben Sie keine Angst davor, darüber zu reden, was die Worte oder das

Verhalten eines Menschen bei Ihnen ausgelöst haben. Es geht um Ihre Gefühle, und niemand kann behaupten, Sie hätten diese Gefühle gar nicht gehabt. Vielleicht haben Sie in Zukunft andere Möglichkeiten, Ihre Gefühle zu steuern, aber Ihre Gefühle gehören Ihnen, und Sie haben ein Recht darauf.

4. Wenn es nicht möglich ist, mit dem Betreffenden zu reden, weil er nicht anwesend ist oder nicht hören will, was Sie zu sagen haben, oder wenn Sie sich nicht sicher fühlen, ob Sie sich richtig ausdrücken können, dann schreiben Sie die gewünschte Unterhaltung nieder. Tun Sie so, als ob die betreffende Person vor Ihnen sitzt und bereit ist, Ihnen zuzuhören und mit Ihnen zu reden, ohne zornig zu werden oder in Abwehrhaltung zu gehen. Reden Sie in diesem schriftlichen Zwiegespräch offen über Ihre Gefühle. Sagen Sie dieser Person, welches Verhalten Sie sich in Zukunft von ihr wünschen, ohne ihr Vorwürfe zu machen. Vergeben Sie dieser Person alle Worte und Taten, mit denen sie Ihnen Schmerz zugefügt hat.

5. *Zorn-und-Groll-Brief:* Wenn Sie noch nicht bereit dazu sind, eine seelische Wunde zu verzeihen, wenn Sie außer sich vor Wut sind und nur um sich schlagen wollen, schreiben Sie Ihre Gefühle nieder. Damit können Sie sich von diesem Gift befreien, so daß es keinen körperlichen oder seelischen Schaden anrichtet. Befördern Sie alles, was in Ihrem Kopf vorgeht, aufs Papier, egal, wie gemein oder grausam es ist. Lassen Sie nichts aus. Schreiben Sie jede kleine Einzelheit auf, die Sie bedrückt, zornig oder unglücklich macht.
Wenn Sie fertig sind, lesen Sie sich den Brief laut vor. Hören Sie auf Ihre Worte, und spüren Sie den Schmerz. Dann verbrennen Sie den Brief und lassen Ihr Leiden los. Vergeben Sie dem Menschen, der Ihnen Schmerz zugefügt hat. Verzeihen Sie auch sich selbst, falls Sie jemandem Schmerz bereitet oder so sehr an Ihrem Schmerz festgehalten haben. Es gibt nichts, was Sie getan haben oder was Ihnen angetan worden ist, was nicht vergeben werden könnte. Machen Sie die Meditation »Befreiendes Verzeihen« aus Kapitel 12; das wird Ihnen helfen, sich von den quälenden Gefühlen zu befreien.

6. Was macht Ihre Tochter, wenn sie zornig oder unglücklich ist? Wenn sie zum Essen greifen will, bieten Sie ihr an, statt dessen mit ihr über ihre Gefühle zu reden. Umarmen Sie sie, und lassen Sie sie wissen, daß Sie bei ihr sind, wenn sie unglücklich ist. Sagen Sie ihr, daß auch Sie Ihre

Gefühle mit Essen erstickt haben, daß aber das Unglück durch Essen nicht verschwindet. Teilen Sie Ihre Gefühle mit ihr, und ermutigen Sie sie, ihre Gefühle mit Ihnen zu teilen. Sagen Sie ihr, daß sie nicht allein ist, daß jeder solche Gefühle erlebt. Zeigen Sie ihr einige Ihrer neu erlernten Möglichkeiten, mit diesen Gefühlen umzugehen.

Teil IV
Medizinische Lösungen für körperliche Probleme

Neben den bisher untersuchten psychischen Ursachen können Eßstörungen auch körperliche Ursachen haben, vielleicht auch beides. Als Ernährungsspezialistin achte ich besonders auf körperliche Mangelerscheinungen meiner Patienten und finde meist mindestens einen körperlichen Faktor für ihr Eßverhalten. Diese physiologischen Probleme äußern sich oft in Form von Heißhunger, etwa auf Stärkehaltiges, Zucker, Schokolade oder andere ganz bestimmte Speisen.

Manche Frauen glauben, sie besäßen überhaupt keine Entscheidungsgewalt, wenn es ums Essen geht, und müßten deshalb für den Rest ihres Lebens eine strenge Diät auf sich nehmen. Das stimmt nicht unbedingt. Strenge Diäten sind nicht nur auf Dauer schwer durchzuhalten, sondern dienen außerdem oft als Krücke – das heißt, sie können ein Problem verdecken und dafür sorgen, daß man es im Griff hat, ohne aber das Problem zu lösen.

Zweifellos können Sie mit einer strengen Diät, bei der Kohlenhydrate, Zucker oder bestimmte andere Nahrungsmittel verboten sind, Ihre Gelüste im Zaum halten, aber Sie gleichen damit nicht Ihren Mangelzustand aus, der Ihre Gier auslöst. Auch sind viele dieser Diäten einseitig und tragen zu neuem Nährstoffmangel bei. Sie schaffen damit neue Probleme und bestätigen sich in Ihrem Glauben, Sie seien unfähig, einem Stück Schokolade oder einer Scheibe frischem Brot zu widerstehen. Der Heißhunger auf gewisse Nahrungsmittel kann durch einen Mangel an bestimmten Nährstoffen oder durch eine suchtähnliche Abhängigkeit bedingt sein.

Bei Nährstoffmangel versucht der Körper vielleicht, sein biochemisches Gleichgewicht wiederherzustellen. Sie merken das daran, daß Sie beispielsweise bei einem leichten Magnesiummangel nach der sehr magnesiumreichen Schokolade gieren. Oder er gerät in einen biochemischen Teufelskreis: Wenn Sie zum Beispiel viel Süßes essen, damit der Blutzuckerspiegel auf normale Werte steigt, erreichen Sie nur, daß er anschließend wieder absackt und Sie auf weitere Süßigkeiten gierig sind.

Eine suchtähnliche Abhängigkeit kann durch eine Empfindlichkeit oder eine Allergie gegenüber bestimmten Nahrungsmitteln entstehen. Nahrungsmittelempfindlichkeiten lassen sich oft schon überwinden, wenn Sie ein paar Monate oder länger auf die betreffenden Nahrungsmittel ganz verzichten und anschließend nur wenig davon essen. Wenn Sie aber eine echte Allergie haben, müssen Sie das betreffende Nahrungsmittel vielleicht für immer von Ihrem Speiseplan streichen. Tröstlich ist, daß Empfindlichkeiten weit häufiger vorkommen als Allergien.

Sind Nährstoffmängel und Abhängigkeiten einmal behoben, haben Sie gute Aussichten, alles in Maßen essen zu können, vor dem Sie heute hilflos die Waffen strecken. Möglicherweise haben Sie dann gar keine Lust mehr darauf; tabu sind diese Nahrungsmittel jedoch nicht. Und falls Sie sie doch meiden müssen, wird Ihnen das nicht mehr so schwer fallen. Jedenfalls werden Sie nicht mehr von Ihren Begierden beherrscht, sondern haben Ihr Eßverhalten in der Hand.

Versuchen Sie einmal, unvoreingenommen die *Möglichkeit* in Erwägung zu ziehen, daß Ihre Eßstörungen zum Teil von körperlichen Mangelerscheinungen herrühren könnten. Denken Sie daran, daß alle diese Probleme korrigiert werden können. Wenn Sie Ihr Eßverhalten nicht im Griff haben, entsteht leicht das Gefühl, das ganze Leben nicht bewältigen zu können. Ist Ihr körperliches Gleichgewicht erst einmal wiederhergestellt, werden Sie alle Aspekte Ihres Lebens besser unter Kontrolle haben, nicht nur das Essen.

Wenn Ihre Eßstörungen körperlich bedingt sind, können auch die Probleme Ihrer Tochter davon herrühren. Die nächsten Kapitel liefern Ihnen alle nötigen Informationen, damit Sie sich von einem Arzt über geeignete Ernährungsformen beraten lassen können. Sie können gar nicht vorsichtig genug sein, wenn es um Ihre oder Ihrer Tochter Gesundheit geht. Deshalb sollten Sie bei der Diagnose eines Problems und der Überwachung jeder Diät *immer* fachliche Hilfe suchen.

18

Frei von Zuckersucht: Diäten bei niedrigem Blutzuckerspiegel und Candida albicans

Für die Sucht nach Süßem gibt es eine Reihe physiologischer Gründe. Zwei der häufigsten sind ein niedriger Blutzuckerspiegel (Glucosespiegel) und das Überhandnehmen des Hefepilzes *Candida albicans,* der in uns allen lebt. Das Verlangen nach Süßem kann sich auf alle möglichen Formen von Zucker richten: weißen Zucker, Honig, große Mengen Obst oder Fruchtsäfte, Malzextrakt, Trockenfrüchte oder auch auf den zuckerhaltigen Alkohol.

Zuckersucht und niedriger Blutzuckerspiegel

Hungergefühle werden oft dadurch ausgelöst, daß der Blutzuckerspiegel auf niedrige Werte absinkt. Das ist ein normaler Vorgang, und durch Essen wird der Glucosespiegel wieder angehoben. *Hypoglykämie* ist dagegen ein Zustand, bei dem aufgrund eines gestörten Glucosestoffwechsels die Zellen ständig zuwenig Brennstoff bekommen.

Ihr Gehirn braucht Glucose, eine Form von Zucker, um richtig funktionieren zu können; Ihre Muskeln brauchen Glucose als Energielieferant, und Ihr Körper verbrennt Glucose zur Wärmeerzeugung. Für all dies sind Kohlenhydrate der wichtigste Rohstoff. In die Zellen wird Glucose mit Hilfe von Insulin transportiert, einem Hormon, das in der Bauchspeicheldrüse erzeugt wird; steigt der Blutzuckerspiegel, wird Insulin ausgeschüttet.

Wenn Sie viel Zucker in irgendeiner Form essen, muß entsprechend viel Insulin gebildet werden, um den Zucker in die Zellen und Muskeln zu transportieren. Je mehr Zucker im Blut ist, desto mehr Insulin wird ausgeschüttet. Wird zuviel Insulin frei, wird dem Blut die Glucose in so hohem Maß entzogen, daß der Blutzuckerspiegel absackt. Die Folge kann Konzentrationsschwäche sein, Sie fühlen sich möglicherweise schwach, schwindlig, deprimiert oder ängstlich, bekommen Kopfschmerzen oder werden müde – und spüren dann ein Verlangen nach Zucker, mit dem der Glucosespiegel wieder auf normales Niveau steigt.

Alkohol braucht nicht verdaut zu werden; er wird unmittelbar in den Blutkreislauf aufgenommen. Raffinierter weißer Zucker und Honig werden schnell verdaut und finden daher ebenfalls rasch ihren Weg ins Blut. An nächster Stelle kommen andere Formen von Zucker, Getreide in Auszugsform (wie Weißmehl), Kartoffeln, Fruchtsäfte und Obst. Dagegen wird die Glucose, die aus Hülsenfrüchten oder naturbelassenem Getreide stammt, zum Beispiel aus Vollkornmehl, Naturreis oder Vollmaisgrieß, nur sehr langsam und kontinuierlich freigesetzt. Und es dauert sehr lange, bis Proteine (Eiweiß) in Glucose umgewandelt sind.

Es spielt keine Rolle, ob Sie tatsächlich an *klinischer Hypoglykämie* leiden (was der Arzt mit Hilfe eines Glucose-Toleranztests diagnostiziert) oder ob bei Ihnen lediglich die Symptome eines niedrigen Blutzuckerspiegels auftreten. In beiden Fällen sind die Symptome unangenehm, und die Lösung des Problems ist die gleiche.

Wenn Sie in regelmäßigen Abständen das Verlangen nach Zucker haben und glauben, dieses Verlangen sei wenigstens teilweise körperlich bedingt, leiden Sie möglicherweise an angeborener oder erworbener Hypoglykämie. Überlegen Sie, ob in Ihrer Vorgeschichte Ihre Ernährung zu diesem Zustand beigetragen haben könnte. Vielleicht wurden die Anfänge bereits im Säuglingsalter gelegt, vielleicht stecken auch psychische Ursachen dahinter.

Wie das Problem entsteht

Linda, Johannas Baby, schrie schon wieder, und Johanna fühlte sich am Rande eines Tobsuchtsanfalls. Lindas Windeln waren trocken, sie war gerade gefüttert worden. Johanna hatte keine Ahnung, was schon wieder los sein könnte. Sie war gerade mit dem Abendessen beschäftigt und hatte keine Zeit, um das Baby auf den Arm zu nehmen – und selbst das half nicht immer. Wenn Johanna Linda aus keinem erkennbaren Grund weinen hörte, krampfte sich ihr Magen zusammen. Sie fühlte sich hilflos und frustriert, griff zu einem Fläschchen mit Fruchtsaft und stopfte den Sauger in Lindas winzigen Mund. Meist hörte das Baby dann auf zu schreien.

Johanna kannte zwar das Problem nicht, aber sie hatte eine Lösung gefunden. Als Linda heranwuchs, bekam sie jedesmal etwas Süßes, wenn sie unruhig wurde. Ob Saft oder ein Bonbon – Linda beruhigte sich, sobald sie den zuckrigen Geschmack auf der Zunge spürte. Aus dieser Erfahrung heraus bedeuteten Süßigkeiten für

Linda immer Trost bei allen Ängsten. Johanna war es nie in den Sinn gekommen, die Ursache für Lindas Ängste herauszufinden oder direkt dagegen anzugehen. Sie glaubte zu wissen, wie sie ihrer Tochter die Ängste nehmen konnte, und verstärkte dieses Verhaltensmuster. Als Linda im Teenageralter Probleme mit der Schule oder ihrem ersten Liebeskummer hatte, lud ihre Mutter sie zum Eisessen ein. Sie wußte, daß es Linda danach besser ging.

Johanna war immer dünn gewesen und hatte von ihrer Mutter oft Süßigkeiten bekommen, wenn sie sich langweilte. Deshalb konnte sie nichts Schlimmes daran finden, wenn jemand viel Kekse und Eis aß. Sie tat das ja selbst als Erwachsene noch. Linda hatte das gleiche Verhalten gelernt, obwohl sie leichter zum Zunehmen neigte als ihre Mutter.

Es wurde für Linda immer schwieriger, ihren Zuckerkonsum zu bremsen, selbst als sie sich bewußt bemühte. Sie schlug sich ständig mit ihren Figurproblemen herum, aber immer, wenn sie ihre Diät satt hatte, oder wenn schwer zu bewältigende Probleme auf sie zukamen, griff sie automatisch zu Keksen, Bonbons oder anderen Süßigkeiten. Inzwischen hatte der Zucker die chemischen Abläufe in ihrem Körper verändert.

Wenn Lindas Gier nach Zucker nachließ und sie es tatsächlich schaffte, auf Süßigkeiten zu verzichten, wurde sie oft müde, fühlte sich schwach und wirr und konnte nicht mehr klar denken. Es war schon mehrmals vorgekommen, daß sie ohne erkennbaren Anlaß fast einen Ohnmachtsanfall erlitten hätte. Wenn so etwas passierte, konnte nur Zucker ihren körperlichen Zustand bessern.

Mit den Jahren änderte sich in Lindas Körper langsam die Insulinreaktion auf Zucker; ihr Blutzuckerspiegel sank unter den Normalwert. Süßes war jetzt nicht mehr nur ein Angstlöser. Linda war in einem Teufelskreis gefangen, dessen körperliche und psychische Ursachen sie nicht verstand. Weil sie nicht begriff, wo die Ursprünge ihrer Zuckersucht lagen, warum sie Süßes auf diese Weise mißbrauchte und was sie ihrem Körper damit angetan hatte, schaffte sie es nicht, aus dem Teufelskreis auszubrechen.

Wir lernen, Süßes als Beruhigungsmittel zu betrachten, wenn wir schon in unserer Kindheit mit Süßem »ruhiggestellt« werden. Wir setzen dieses problematische Verhaltensmuster unser Leben lang fort, anstatt unserem Inneren eine Stimme zu verleihen und unsere Gefühle auszudrücken. Gelegentlich entsteht daraus als weiteres Problem eine körperliche Reaktion, die sich noch schwerer durchbrechen läßt. Beide Probleme können ihre Wurzeln in unserer Erziehung haben.

Wenn Ihre Mutter für Sie als Kind gefühlsmäßig nicht vorhanden war, sehnen Sie sich vielleicht immer noch schmerzlich nach dem Teil von ihr, der Ihnen gefehlt hat. Aber Zucker ist kein Ersatz für Ihre Mutter. Wenn Sie durch den Mißbrauch von Zucker bei sich ein körperliches Verlangen nach Zucker erzeugt haben, reicht vielleicht die Erkenntnis dieser Zusammenhänge allein nicht aus, um Ihr Verhaltensmuster zu ändern.

Die meisten Menschen leiden an einer Form von niedrigem Blutzucker-spiegel, der als *reaktive Hypoglykämie* bezeichnet wird. Auf Nahrungsmit-tel, die rasch in Zucker umgewandelt werden, zum Beispiel Honig oder Kartoffeln, reagieren sie negativ. Oft werden sie ein paar Stunden nach den Mahlzeiten müde, haben ein Tief am Nachmittag und ermüden überhaupt leicht. Bei diesen Menschen haben ein bis zwei Gläser Alkohol eine größere Wirkung als üblich; sie werden leicht beschwipst.

Wieviel Zucker oder Alkohol nötig ist, um den Blutzuckerspiegel hoch-schnellen zu lassen, hängt von individuellen Faktoren ab, außer bei Mari-huanarauchern und Alkoholikern. Zahlreiche Ärzte, Ernährungsfachleute und Forscher sind der Ansicht, daß fast alle Alkoholiker, auch ehemalige, an *funktioneller Hypoglykämie* leiden. Wenn ein oder beide Elternteile zur Zeit Ihrer Zeugung starke Trinker waren, kamen Sie vielleicht schon mit Hypoglykämie auf die Welt.

Wenn das Problem ererbt wurde

Hypoglykämie kann von einem oder beiden Elternteilen ererbt sein. Erblich bedingte Hypoglykämie ist sogar noch schwieriger zu erkennen, weil die Betroffenen schon seit jeher empfindlich auf Zucker reagiert haben. Das ist für sie der Normalzustand.

Inges Großvater war Diabetiker, litt also an einer Glukose-Stoffwechselstörung. Inge glaubt, daß sie und ihre Geschwister von Kind an an einer leichten Störung des Zuckerstoffwechsels litten. Sobald sie von der Schule nach Hause kamen, rannten sie zum Kühlschrank, und noch bevor sie sich die Schulranzen abschnall-ten, stopften sie sich mit kalten Kartoffeln voll. Inge erinnert sich, daß sie sich als Kind oft schwach und zittrig gefühlt hat. Nichts konnte diesen Zustand bessern, außer Süßigkeiten und stärkehaltige Nahrungsmittel. Inge bekam in ihrer Kindheit gutes, gesundes Essen. Ihre Eltern besaßen einen Bauernhof, und das meiste, was auf den Tisch kam, stammte aus eigenem Anbau. Nicht ihre Ernährung hat die Anfälle von Heißhunger auf Zuckerhaltiges ausgelöst; Inges Schwäche war ange-boren. Inge achtet auch heute sorgfältig auf ihre Ernährung, aber wenn sie eine Mahlzeit ausläßt oder zu lange nichts ißt, überfallen sie wieder die Symptome eines niedrigen Blutzuckerspiegels und sie gehen nur vorbei, wenn sie dann viel ißt.

Was tun bei niedrigem Blutzuckerspiegel?

Falls Sie bei sich eine anfallartige Gier auf Süßigkeiten beobachten, bei der psychische Gründe keine Rolle spielen, und falls bei Ihnen ähnliche Symptome auftreten wie bei Linda oder Inge, ist vielleicht Ihr Stoffwechsel aus dem Gleichgewicht geraten oder Sie wurden mit einer anomalen chemischen Reaktion auf Zucker geboren. Lassen Sie bei Ihrem Arzt einen Zuckertest auf nüchternen Magen machen. Selbst wenn die Werte normal sind, kann immer noch eine *subklinische Hypoglykämie* vorliegen. Das heißt, daß Sie nicht an Hypoglykämie selbst leiden, sondern nur an den Symptomen, die der Hypoglykämie vorausgehen und die Zuckergelüste hervorrufen.

In meiner Praxis als Ernährungsberaterin habe ich viele Frauen kennengelernt, deren Blutzuckerwerte im unteren Normalbereich lagen. Sie litten so lange an den Symptomen eines niedrigen Blutzuckerspiegels, bis sie ihre Eßgewohnheiten änderten. Ihre Ärzte hatten ihnen erklärt, daß ihre Blutzuckerwerte normal seien und daher keine Probleme verursachen dürften. Manche Ärzte glauben auch, daß Hypoglykämie nicht existiert. Aber dieses Problem ist keineswegs eingebildet, sondern sehr wohl vorhanden. Und der Heißhunger auf Zucker bleibt oft noch, wenn Süßigkeiten nicht mehr als Trostspender mißbraucht werden.

Hypoglykämie bzw. die Symptome eines niedrigen Blutzuckerspiegels lassen sich in der Regel durch eine geeignete Diät zum großen Teil beheben. Wenn der Blutzuckerspiegel aber schon seit vielen Jahren zu niedrig ist, läßt sich oft durch Nahrungsergänzungen rasch Abhilfe schaffen. Lassen Sie sich von Ihrem Arzt über geeignete Nährstoffpräparate eingehend beraten. Die Kombination einer Diät mit Ergänzungspräparaten hat bemerkenswerte Erfolge gezeigt.

Diät gegen niedrigen Blutzuckerspiegel

Eine Diät zur Normalisierung des Blutzuckerspiegels legt den Schwerpunkt auf komplexe Kohlenhydrate, vor allem Vollgetreide und Hülsenfrüchte. Keine Angst – Sie werden dabei nicht zunehmen: Wie Sie in Kapitel 21 und 22 sehen werden, stehen diese Nahrungsmittel keineswegs auf der Verbotsliste. Sie enthalten wenig Fett, haben aber einen hohen Nährwert und helfen Ihnen sogar beim Abnehmen. Wenn Sie körperlich bedingte Heißhungeranfälle auf Zucker haben, sollten Sie komplexe Kohlenhydrate in kleinen Portionen über den ganzen Tag verteilen.

Essen Sie alle vier Stunden eine Kleinigkeit, um Ihren Blutzuckerspiegel zu stabilisieren. Das Beste, was Sie wählen können, sind Linsen, weiße Bohnen, Naturreis, Vollkornnudeln und Vollkornbrötchen aller Art sowie frisches Obst in kleinen Mengen. Während der Diät müssen Sie auf Alkohol und raffinierten Zucker verzichten. Denken Sie daran, daß ein solcher Verzicht nur vorübergehend ist. Wenn Sie bestimmte Nahrungsmittel vermeiden, geben Sie Ihrem Körper die Chance, sich selbst zu heilen. Sobald er sein Gleichgewicht wiedererlangt hat, werden Sie kleine Mengen Zucker und Alkohol wieder vertragen. Oder Sie kommen zu dem Schluß, daß Sie sich ohne diese Genußmittel wohler fühlen. Wenn Sie Ihre Ergänzungspräparate zu früh absetzen oder von Ihrer Diät abweichen und etwas essen, das den Zuckerstoffwechsel beeinträchtigt, können Sie sich vorübergehend schlechter fühlen. Betrachten Sie solche Erfahrungen einfach als hilfreichen Fingerzeig Ihrer Selbstheilung. Mit den folgenden Anregungen für einen Diätplan können Sie Ihre Mahlzeiten so zusammenstellen, daß Ihr Glucosespiegel nicht zu rasch absackt.

Diätplan

Zum Frühstück: Vollkornprodukte sind eine gute Grundlage für den Tag und halten bis zum Vormittagsimbiß vor. Wählen Sie zum Beispiel zuckerfreie Vollkorn-Frühstücksflocken mit etwas warmer oder kalter Milch und mit einem kleinen Stück frischem Obst oder 100 Gramm Beeren zum Süßen; oder ein bis zwei Scheiben Vollkorntoast oder ein Vollkornbrötchen mit etwas Konfitüre, die mit Fruchtdicksaft gesüßt ist.

Als Vormittagsimbiß: Essen Sie ein kleines Stück Obst, eine halbe Möhre oder ein paar Vollkorncracker.

Zum Mittagessen: Eiweiß braucht mehrere Stunden, bis es verdaut ist. Sie werden die in einer Proteinmahlzeit enthaltene Energie besser nutzen können, wenn Sie sie mittags und nicht abends essen. Kombinieren Sie eine Portion eines eiweißreichen Nahrungsmittels mit Gemüse: Salat mit Hähnchenfleisch, Putenbrust oder weißen Bohnen; Hühnerbrust mit rohem Gemüse; Gemüseomelett; pfannengerührtes Gemüse mit Hähnchenfleisch und etwas Reis; Putenfleischsandwich und Krautsalat.

Als Nachmittagsimbiß: Essen Sie etwas Obst, ein paar Vollkorncracker oder ein kleines Vollkornbrötchen.

Zum Abendessen: Nehmen Sie zum Abendessen mehr Vollgetreide und Nudeln und dafür weniger tierisches Eiweiß zu sich. Einige Beispiele:

Spaghetti mit Tomatensauce und Gemüse; Linsen- oder Bohnensuppe mit Vollkornbrot und einem kleinen Salat; Naturreis und gedünstetes oder pfannengerührtes Gemüse. Setzen Sie den Schwerpunkt auf komplexe Kohlenhydrate.

Als später Imbiß: Gönnen Sie sich ein Schälchen Popcorn, ohne Fett zubereitet, ein kleines Stück Obst oder ein paar Vollkorncracker.

Achten Sie darauf, täglich nicht mehr als zwei kleine Stücke Obst zu essen, und verzichten Sie auch auf Fruchtsäfte, die große Mengen Fruchtzucker enthalten.

Zuckersucht und Candida albicans

Seit Jahren begann Eva ihre Wochenenden mit einem von zwei Ritualen: Entweder ging sie Freitag abend mit Freunden in die Kneipe, oder sie aß Schokogebäck. Beides war für sie ein Genuß, aber ein reuevoller, und sie litt unter ihrem Übergewicht, von dem sie nicht herunterkam. Ihr Aussehen war ihr wichtig, und weil sie genauso hübsch sein wollte wie ihre jüngere Schwester, Mutters Liebling, hatte sie bereits mehrere Diäten ausprobiert, doch nie mit dauerhaftem Erfolg. Nicht nur der Freitagabend war ein Problem. Eva konnte auch den Rest der Woche ihre Finger nicht von Süßem lassen. Sie hatte einen Heißhunger darauf, der sich erst beruhigte, wenn sie Kekse aß und am besten noch ein Gläschen Alkohol dazu trank.

Nach mehreren gescheiterten Diäten beschloß Eva, es einmal mit Akupunktur zu versuchen. Sie hatte gehört, daß Akupunktur dazu beitragen kann, den Appetit in den Griff zu gekommen. Ihre Therapeutin war entsetzt darüber, wieviel Süßes Eva aß und trank. »Geben Sie mir eine Chance, Ihnen zu helfen«, beschwor sie Eva. »Verzichten Sie drei bis vier Monate ganz auf Zucker, dann werden wir Erfolge sehen.« Aber Eva brachte das nicht fertig.

Die Therapeutin äußerte schließlich den Verdacht, daß bei Eva eine Candida-Infektion vorliegen könnte. Sie erklärte ihr, daß ein Hefepilz, der sich von Zucker ernährt, für ihre Benommenheit und ihr unstillbares Verlangen nach Zucker und damit letztlich für ihr Übergewicht verantwortlich sein könnte. Sie schlug ihr vor, eine Ernährungsberatung mitzumachen. So kam Eva schließlich zu mir.

Als wir in ihrer Vorgeschichte nach einer möglichen Ursache für eine Candida-Infektion fahndeten, erinnerte sich Eva daran, vor 15 Jahren große Dosen Antibiotika eingenommen zu haben, durch die es oft zu Verschiebungen der bakteriellen Keimflora kommt. Außerdem nahm Eva die Antibabypille, die den Hormonhaushalt verändert und Bedingungen schafft, die das Wuchern des Pilzes begünstigen. Eva hatte schon immer einen Hang zum Süßen, aber ein Problem wurde erst daraus, nachdem sie die Antibiotika genommen und mit der Einnahme der Pille angefangen hatte.

Mit der Diät gegen Candida albicans auf Seite 133 schaffte es Eva, ihre Zuckersucht in den Griff zu bekommen. Übergewicht ist heute für sie kein Thema mehr.
Sie liebt es, sich zu verwöhnen und gesunde Nahrungsmittel zu kaufen, die sie
köstlich zubereitet. Manchmal leistet sie sich einen Ausrutscher, trinkt ein Gläschen Alkohol oder ißt etwas Süßes, aber sie kehrt immer wieder zum rechten Maß
zurück.

Wie das Problem entsteht

Im Darmtrakt jedes Menschen lebt ein Hefepilz namens *Candida albicans*.
Dieser Organismus existiert, ohne irgendwelche Probleme zu verursachen
– solange er nicht überhand nimmt.
Streß, Abwehrschwäche, Hormonveränderungen, hoher Zuckerkonsum
und die längerfristige Einnahme von Antibiotika können zu einer starken
Vermehrung des Pilzes beitragen. Und weil er sich von Zucker ernährt,
haben viele an Candida albicans leidende Frauen ein starkes Verlangen
nach Zucker. Wenn Sie oder Ihre Tochter »süchtig« auf Süßes sind und sie
dieses Verlangen mit keinem anderen körperlichen oder psychischen Problemen erklären können, ist vielleicht Candida albicans die Wurzel des
Übels.
Wenn das Gleichgewicht dieser winzigen Organismen gestört ist und ein
vermehrtes Wachstum von Candida albicans ausgelöst wird, treten Can-
dida-Mykosen der Haut und Schleimhäute auf, zum Beispiel an den
äußeren Genitalien, am Mund, im Nasen-Rachen-Raum oder im Verdau-
ungstrakt.
Bei einem kleinen Prozentsatz der Betroffenen vermehrt sich dieser Hefepilz in einem solchen Ausmaß, daß er seine natürlichen Schranken, die
Darmwände, überwindet und in den Blutkreislauf eindringt. Wird er an
seinem Wachstum nicht gehindert, kann er verschiedene Organsysteme
befallen und weitere Probleme verursachen: Kopfschmerzen, Depressionen, Verdauungsstörungen, Empfindlichkeitsreaktionen auf bestimmte
Nahrungsmittel, Verwirrtheit, Prämenstruelles Syndrom, übergroße Müdigkeit oder Ekel vor Gerüchen wie Benzin oder Parfüm.

Was tun bei Candida albicans?

Candida-Infektionen werden in der Regel mit Antimykotika behandelt, die das Wachstum des Pilzes hemmen. Bei manchen Frauen schlagen diese Medikamente nicht an. Nur wenige Ärzte erklären ihren Patientinnen, daß sie ihren Hefepilz »aushungern« und vorübergehend auf Süßes verzichten müssen – genau das, wonach sie das größte Verlangen haben.

Unter normalen Umständen, wenn sich die Darmflora im Gleichgewicht befindet, löst Zuckerkonsum kein übermäßiges Candida-Wachstum aus. Aber wenn das empfindliche Gleichgewicht gestört ist, fördern größere Zuckermengen die Entwicklung von Candida. Der Hefepilz läßt sich mit einigen Bluttests nachweisen, aber vielleicht stellen Sie einfach erst einmal Ihre Ernährung um und beobachten, ob Ihr Verlangen nach Zucker daraufhin abnimmt oder ganz verschwindet. Bei Candida-Symptomen kann eine entsprechende Diät nur von Vorteil sein. Ein paar Wochen oder vielleicht sogar Monate lang müssen Sie auf alles Zuckerhaltige verzichten. Sogar Obst mit seinem Fruchtzuckergehalt und Milch mit ihrer Laktose können das Wachstum von Candida albicans fördern.

Oft wird fälschlicherweise angenommen, daß man bei Candida albicans nichts essen darf, was Hefe enthält. Dieser Irrtum entstand durch die Entdeckung einiger Allergologen, daß manche Allergiepatienten, bei denen eine allergiespezifische Diät allein keine Besserung erzielte, an Candida albicans litten. Nur wenn Sie eine Hefeallergie haben und gleichzeitig an Candida albicans leiden, müssen Sie nicht nur auf Zucker verzichten, sondern auch auf hefehaltige Nahrungsmittel. Sonst ist die Lösung einfach: Lassen Sie die Finger von Zucker, und lassen Sie sich vom Arzt ein Antimykotikum verschreiben, um Candida albicans einzudämmen. Darüber hinaus kann es hilfreich sein, Ihre Darmflora mit einem Bakterium anzureichern, das Candida an der Ausbreitung hindert: dem Milchsäurebakterium *Laktobacillus acidophilus*. Die nützlichen Acidophilus-Bakterienstämme sind normalerweise in ausreichendem Maß in der Darmflora vorhanden. Durch hohe Antibiotikadosen werden sie jedoch oft stark dezimiert. Die beste Wirkung erreichen Sie durch pulverförmige Präparate; Flüssigpräparate, Tabletten oder Kapseln wirken nicht so stark und müssen vielleicht länger genommen werden. Wenn Sie morgens und abends auf nüchternem Magen jeweils einen halben Teelöffel Laktobacillus acidophilus in Pulverform, mit lauwarmem Wasser verrührt, einnehmen, sollte nach zwei Wochen bis sechs Monaten Ihre Darmflora wiederhergestellt sein.

Diät gegen Candida albicans

Sobald Sie begreifen, daß ein krankmachender Organismus Ihr Verlangen nach Zucker steuert, wird Ihnen der Verzicht darauf leichter fallen, als wenn Sie nur vage Vorstellungen davon haben, daß »Zucker Ihnen nicht gut tut«. Stellen Sie sich die Situation folgendermaßen vor: Irgendwo in Ihrem Körper hat sich ein Lebewesen eingenistet, das wie Sie wachsen und gedeihen will. Sie brauchen zum Leben Nahrung, Kleidung, Wohnung und Geld; das einzige, was dieses Lebewesen braucht, ist Zucker. Immer, wenn Sie der Heißhunger auf Zucker überfällt, fordert der Störenfried, daß Sie ihn am Leben erhalten. Mit jeder Weigerung, ihn zu »füttern«, entziehen Sie ihm seine Nahrung und bringen ihn der Ausrottung näher.

Die folgenden Nahrungsmittel enthalten zuviel Zucker und sind deshalb für eine Anti-Candida-Diät ungeeignet: Zucker, Honig, Maltose, Reissirup, Gerstenmalz, Melasse, Fruchtsaft, Trockenfrüchte und Milchprodukte (die Milchzucker bzw. Laktose enthalten). Kartoffeln werden rasch in Zucker umgewandelt und begünstigen das Candida-Wachstum. Alle Arten von Nudeln dagegen, sowohl Vollkornnudeln wie Weißmehlprodukte, werden nur langsam in Zucker umgesetzt und sind daher empfehlenswert. Kleine Mengen zuckerarmes Obst wie Beerenfrüchte sowie sehr kleine Mengen Milch zum Müsli sind erlaubt, außer in sehr schweren oder hartnäckigen Fällen.

Mit Süßstoff gesüßte Speisen und Getränke können Ihnen vielleicht anfangs über Ihre Zuckergelüste hinweghelfen, allerdings hat man festgestellt, daß künstliche Süßstoffe bei manchen Personen die süße Sucht noch verstärken. Falls sie Ihnen helfen, dürfen Sie vorübergehend ruhig darauf zurückgreifen. Jedenfalls sind sie besser als jeder andere Zucker, wenn es darum geht, Candida albicans einzudämmen. Vollwertige, frische Lebensmittel sind künstlichen oder denaturierten Produkten aber grundsätzlich vorzuziehen. In dem Maße, wie der Hefepilzbefall zurückgeht, wird auch Ihr Verlangen nach Zucker abnehmen. Dann brauchen Sie keine solchen Hilfsmittel mehr.

Eine Anti-Candida-Diät ist für eine dauerhafte Ernährungsform zu eiweißreich. Befolgen Sie diese Diät nur so lange, bis die Pilzinfektion unter Kontrolle ist, und ersetzen Sie dann einen Teil der Proteine durch komplexe Kohlenhydrate. Der Schwerpunkt sollte auf reichlich frischem Gemüse liegen, dazu täglich einige Portionen Huhn, Fisch oder Hülsenfrüchte. Kleine Mengen Vollkornprodukte runden die Diät ab. Wählen Sie aus dem folgenden Diätplan für jede Mahlzeit *eine* Speise.

Diätplan

Zum Frühstück: Eier- oder Gemüseomelette; Vollkorn-Frühstücksflocken mit 60 Milliliter warmer oder kalter Milch und einem halben geriebenen Apfel oder 50 Gramm ungesüßten Beeren; Vollkorntoast mit Mandelmus.

Zum Mittagessen: Salat mit Hähnchenfleisch, Thunfisch oder weißen Bohnen; Linsen-, Erbsen- oder Bohnensuppe und ein kleiner Salat; Gemüse (Reste) mit Hähnchen- oder Putenfleisch, Fisch, Fleisch oder weißen Bohnen.

Zum Abendessen: Pfannengerührtes Gemüse mit Hähnchenfleisch; 80 Gramm gekochter Naturreis, 160 Gramm gekochte weiße Bohnen und ein Salat oder gedünstetes Gemüse; Vollkornspaghetti oder andere Vollkornnudeln mit Tomatensauce und gedünstetem Gemüse oder Salat; Chinesisches Gericht (nichts Fritiertes) ohne Zucker und Reis.

Für zwischendurch: Ein paar ungeröstete Nüsse; ein Stück (täglich nicht mehr!) Apfel, Birne, Orange oder 100 Gramm ungesüßte Beerenfrüchte; eine Handvoll Popcorn, ohne Fett geröstet und ohne Salz oder Zucker; ein bis höchstens zwei Reiscracker.

Sorgen Sie dafür, daß der Speiseplan nicht zu eintönig wird. Um das zu vermeiden, sollten Sie ein bißchen Mühe aufwenden und die vorgeschlagenen Grundnahrungsmittel mit verschiedenen Gewürzen und Saucen abwandeln, zum Beispiel mit Curry, Knoblauch, Tomatensauce und anderen Würzzutaten, die keinen Zucker enthalten. Vielleicht notieren Sie sich, was Sie essen, damit sich nicht immer dieselben Speisen wiederholen. Kaufen Sie möglichst viele verschiedene Gemüse, und stöbern Sie in Kochbüchern nach neuen Rezepten.

19

Hoffnung für »Schokoholiker«: Magnesiummangel beheben

Millionen Menschen haben ein unwiderstehliches Verlangen nach Schokolade. Wenn sie dieses Verlangen überfällt, kann es durch nichts anderes befriedigt werden. Viele Frauen erleben das täglich oder mindestens einmal in der Woche, andere werden nur einmal im Monat wie von einer unsichtbaren Gewalt zu den Regalen mit den süßen Tafeln hingezogen, nämlich kurz vor Beginn der Menstruation.

Obwohl sich das zwanzig oder dreißig Jahre lang zwölfmal im Jahr wiederholt, sehen manche Frauen keinen Zusammenhang zwischen ihrem monatlichen Heißhunger auf Schokolade und ihrem Zyklus. Überhaupt kommen wenige Menschen auf die Idee, daß Schokoladensucht mit irgend etwas anderem als dem besonders köstlichen Geschmack des Naschwerks zusammenhängen könnte. In Wirklichkeit ist Schokoladensucht häufig ein Zeichen von Magnesiummangel.

Magnesiummangel und PMS

Einige Tage vor Beginn ihrer Periode wird Ingrid süchtig nach Schokolade. Der Drang danach ist so groß, daß sie sich nicht beherrschen kann. Den ganzen Monat lang gelingt es ihr, sich vernünftig zu ernähren, aber kurz vor der Menstruation fallen alle Schranken. Bergeweise verschlingt sie Schokokekse, Schokoriegel und andere Schokoladenleckereien. Ingrid wird außerdem sehr reizbar, fühlt sich beklommen und geht bei der geringsten Kleinigkeit in die Luft. Sie könne nichts dagegen tun, erzählt sie ihrem Mann und ihren Freunden, sie leide eben am prämenstruellen Syndrom (PMS).

Das zyklisch bedingte Verlangen nach Schokolade treibt viele Frauen dazu, regelmäßig unkontrolliert zu essen, und das ihr halbes Leben lang. Der Grund liegt darin, daß die Hormone, die vor der Menstruation ausgeschüttet werden, auch zur vermehrten Ausscheidung von Magnesium führen, einem Mineralstoff, an dem es vielen Frauen ohnehin oft mangelt. In einem

135

verzweifelten Versuch, dieses Defizit wieder auszugleichen, verlangt der Körper nach der magnesiumreichen Schokolade.

25 Gramm Schokolade enthalten mehr als 81 Milligramm Magnesium, soviel wie ein Pfund Steak. Kakaopulver enthält mehr als doppelt soviel Magnesium wie Nüsse, das Nahrungsmittel mit dem zweithöchsten Magnesiumgehalt. Auch andere Nahrungsmittel sind reich an Magnesium: Vollgetreide wie Hirse, wilder Reis, Naturreis, Mais und Weizenkleie. Diese Produkte sind vielen Menschen aber oft nicht vertraut oder werden absichtlich aus der Ernährung ausgeschlossen, weil manche figurbewußte Frauen irrtümlich glauben, Getreide mache dick.

Magnesiummangel und calciumreiche Ernährung

Man kann auch leicht selbst zu einer magnesiumbedingten Schokoladensucht beitragen: Wenn Sie – allzu besessen von der schlanken Linie – relativ viele Milchprodukte, aber wenig Vollgetreide essen, gerät das Verhältnis von Calcium und Magnesium aus dem Gleichgewicht. Der Magnesiumspiegel wird stark von der Calciumaufnahme beeinflußt. Unsere Ernährung enthält oft zuviel Calcium und zuwenig Magnesium; im Idealfall sollte das Verhältnis 2:1 betragen (zwei Teile Calcium zu einem Teil Magnesium).

Joghurt, körniger Frischkäse, Milch und Eis enthalten neunmal so viel Calcium wie Magnesium. Um das Gleichgewicht wiederherzustellen, müßten Sie täglich 550 Gramm gekochten Naturreis für jeden Joghurt oder jedes Eisdessert essen. Von weißem Reis bräuchten Sie sogar 1600 Gramm, weil ihm wie Weißmehl viel von seinem Magnesiumgehalt entzogen wurde. Nüsse und Kürbiskerne sind ebenfalls eine gute Magnesiumquelle, aber sie enthalten zuviel Fett.

Was tun bei Magnesiummangel?

Dem Forscher Dr. Guy E. Abraham zufolge, der sich zwanzig Jahre lang mit PMS beschäftigt hat, lassen sich prämenstruelle Stimmungsschwankungen, Depressionen und Ängste durch eine Diät und durch Ergänzungspräparate korrigieren, die mehr Magnesium als Calcium enthalten. Das kann ich aus jahrelanger Praxis bestätigen: Hunderte von Frauen, die ich wegen ihrer PMS-Symptome beraten habe, hatten damit Erfolg. Sie aßen magnesiumreiche Nahrungsmittel wie Vollgetreideprodukte und schränkten den Verzehr calciumreicher Milchprodukte ein; außerdem nahmen sie Vitamin- und Mineralstoffpräparate ein, die mehr Magnesium als Calcium enthalten. Als das Gleichgewicht dieser beiden Mineralstoffe wiederhergestellt war, verschwanden sowohl die PMS-Symptome als auch die Schokoladengelüste aus ihrem Leben. Auch mir hat eine solche Diät geholfen, nachdem ich 21 Jahre lang an PMS gelitten und mein Leben lang heimlich Schokolade in mich hineingestopft hatte.

Wenn das Verlangen nach Schokolade verschwindet, ist es einfacher, sein Normalgewicht zu halten und gesund zu bleiben. Eine fettreiche Ernährung ist krankheitsfördernd. Sie können nicht erwarten, schlank und gesund zu sein, solange Sie viel Schokolade, also Fett und Zucker in geballter Form, essen. Unter Ihren PMS-Symptomen leiden zudem Ihre Beziehungen und Ihre gesamte Lebensqualität, und vielleicht »vererben« Sie ihr Problem Ihrer Tochter, wenn sie Ihr Eßverhalten übernimmt.

Möglicherweise verwirrt Sie die Empfehlung, weniger auf die Calciumzufuhr als auf die Magnesiumzufuhr zu achten. Medien und Werbung haben in letzter Zeit lautstark die Rolle von Calcium bei der Vorbeugung gegen Osteoporose (Brüchigwerden der Knochen bei älteren Frauen) in den Vordergrund gerückt; allerdings wurde dabei wenig über Magnesium gesagt, das dem Körper dabei hilft, Calcium überhaupt zu verwerten.

Calcium wird heute als »das Frauenmineral« angepriesen und als Ergänzungspräparat zur Osteoporosevorbeugung verkauft. Doch Calcium *allein* hilft nicht. Ihr Körper braucht Magnesium für viele Funktionen, darunter auch für die Calciumresorption. Die Lösung: eine Diät, die weniger Calcium, aber mehr Magnesium enthält; außerdem eventuell ein Magnesiumpräparat.

Eine solche Ernährungsumstellung schützt nach Ansicht Dr. Abrahams tatsächlich vor Osteoporose. In den Ländern mit der höchsten Calciumzufuhr (USA, Großbritannien und Schweden) kommen die meisten Osteoporosefälle vor, in den Ländern mit der geringsten Calciumaufnahme (Asien und Afrika) liegt die Erkrankungsrate am niedrigsten. Zwar ist Calcium für die Knochengesundheit von großer Bedeutung, entscheidend ist aber die *Resorption* und *Nutzung* von Calcium, nicht die aufgenommene Calciummenge. Wenn Sie sich ausgewogen ernähren und mehr Magnesium als Calcium zu sich nehmen, wird Ihr Körper verhältnismäßig mehr Calcium nutzen, so daß Sie Speisen mit geringerem Calciumgehalt essen können und trotzdem genug Calcium im Knochengewebe zur Verfügung haben.

Vollgetreide und Hülsenfrüchte enthalten sowohl Magnesium als auch Calcium; mit ihrer Hilfe läßt sich das Gleichgewicht zwischen diesen Mineralstoffen wiederherstellen.

Phosphor ist ein Mineralstoff, der die Aufnahme von Calcium blockiert. Fleisch, das zehn- bis zwanzigmal soviel Phosphor wie Calcium enthält, sowie Käse und Colagetränke bewirken, daß der Körper mehr Calcium ausscheidet, als er aufnimmt. Das gleiche gilt für Koffein und große Mengen Zucker oder Alkohol. Nicht nur Ernährungsfaktoren führen zum Calciumverlust, sondern auch das Zigarettenrauchen.

Resorbiertes, aber aufgrund von Magnesiummangel ungenutztes Calcium kann sich in Gelenken ablagern und Arthritis verursachen oder die Arterien verstopfen und zu Arteriosklerose führen. Andere gesundheitliche Probleme, die mit Magnesiummangel in Verbindung gebracht werden, sind Nierensteine, Muskelkrämpfe und Verknöcherung von Bindegewebe. Als »Schokoholikerin« sollten Sie überlegen, ob es irgendeinen Zusammenhang zwischen Ihren Gelüsten und Ihrem allgemeinen Gesundheitszustand gibt.

Wenn Sie eine magnesiumreiche und calciumarme Diät einhalten und gleichzeitig ein Magnesiumpräparat einnehmen, um das gestörte Gleichgewicht der beiden Mineralstoffe wiederherzustellen, können Sie Ihre Schokoladengelüste vielleicht innerhalb weniger Monate überwinden. Wenn Sie sich auf eine Diät allein beschränken, dauert es möglicherweise länger.

Der einfachste Weg, Ihrer Tochter dabei zu helfen, von der Schokolade loszukommen, ist Ihr gutes Beispiel. Wenn Sie sieht, daß Sie ab und zu ein Stück Schokolade genießen, aber genauso gut darauf verzichten können, wird sie vielleicht bereit sein, selbst eine Diät zu befolgen. Falls sie mit den Pfunden kämpft, trägt Schokolade nicht wenig zu ihrem Problem bei. Helfen Sie ihr, die nötige Motivation zu finden, um die Diät ein bis zwei Monate lang auszuprobieren. Kinder und junge Erwachsene reagieren oft rascher darauf als ältere Menschen.

Diät gegen Magnesiummangel

▷ Verzichten Sie vorübergehend ganz auf Milchprodukte; erlaubt sind nur kleine Mengen Milch auf den Frühstücksflocken oder etwas geriebener Käse für ein Nudelgericht. Betrachten Sie Milchprodukte als Geschmackszutat, nicht als Hauptbestandteil einer Mahlzeit. Essen Sie zum Beispiel lieber Spaghetti mit Tomatensauce als Käsespatzen. Brote können Sie anstatt mit Käse mit Salatblättern und Tomatenscheiben belegen, das schmeckt köstlich und ist schön saftig. Garnieren Sie Salate statt mit Käse mit gekochten weißen Bohnen. Sie reichern Salate so mit Eiweiß und Ballaststoffen an, ohne Fett in Kauf zu nehmen.

▷ Beziehen Sie Vollkornprodukte in Ihre Ernährung ein. Sie sind sättigend, wohlschmeckend und fettarm. Essen Sie Vollkorn-Frühstücksflocken, Vollkorntoast oder -brötchen zum Frühstück, und kochen Sie Naturreis und Vollkornnudeln anstelle von Weißmehlprodukten.

▷ Bei Kindern funktioniert die Calciumresorption besser als bei Erwachsenen. Deshalb ist es nicht nötig, daß auch Ihre Tochter auf Milchprodukte verzichtet, es sei denn, sie leidet an einer Laktoseunverträglichkeit und kann Milchprodukte schlecht verdauen. Falls sie aber große Mengen davon ißt, kann eine Einschränkung nicht schaden. Wichtiger jedoch ist, daß sie ebenfalls Vollkornprodukte zu schätzen lernt, selbst wenn das für Sie bedeutet, Naturreis unter weißen Reis oder Vollkornspaghetti unter Weißmehlspaghetti mischen zu müssen. Machen Sie ihr lecker belegte Vollkornbrote, und helfen Sie ihr dabei, langsam Geschmack an einer vollwertigen Ernährung zu finden.

▷ Viele Frühstücksflocken aus dem Reformhaus und Naturkostladen und auch einige Produkte aus dem Supermarkt schmecken nicht nur köstlich, sondern enthalten auch magnesiumreiches Vollgetreide. Lesen Sie aufmerksam die Zutatenliste, damit Sie zwischen Vollkornprodukten und denaturierten Nahrungsmitteln unterscheiden können. Und probieren Sie ruhig einmal den guten, alten schottischen Porridge, den Haferbrei. Sie können ihn mit etwas Apfelsaft zubereiten, dann schmeckt er fruchtig süß, und Sie brauchen keine Milch.

▷ Sie können Ihre Ernährung ebenfalls mit Magnesium anreichern, wenn Sie für das Frühstück oder für zwischendurch selbst Brötchen mit einem Zusatz von Maismehl, Kleie oder Haferkleie backen. Süßen Sie sie eventuell mit Apfelsaft und Honig; nehmen Sie aber eine kleinere Menge Süßmittel, als im Rezept angegeben, damit der Zuckergehalt niedrig bleibt und nicht zu einer übermäßigen Ausscheidung von Calcium führt. Füllen Sie die häusliche Keksdose mit ungesüßten Haferplätzchen.

Wenn Sie dieses Ernährungsprogramm befolgen, werden Sie vielleicht in ein paar Monaten entdecken, daß Schokolade keine ganz so große Macht mehr auf Sie ausübt: Sie werden nicht länger wie von selbst in Süßwarenläden oder Eisdielen getrieben; Sie nicken nicht mehr wie unter Zwang, wenn Sie gefragt werden, ob Sie ein Dessert wünschen. Wenn Schokolade nicht mehr ganz so gut schmeckt wie früher und Sie sie nicht mehr unbedingt essen *müssen,* dann greifen Sie nicht aus Gewohnheit weiter dazu. Schaffen Sie sich neue Gewohnheiten. Gehen Sie auf die Suche nach anderen Geschmackserlebnissen, die Sie genießen können, und verweisen Sie Schokolade auf einen Platz, der ihr in Ihrem Leben zukommt: als beherrschten Genuß, nicht als Genuß, der Sie beherrscht.

20

Hilfe bei Allergien und Nahrungsmittelempfindlichkeiten

Manchem wäre Barbaras Ernährung langweilig vorgekommen; doch Barbara liebte ihr Essen. Jeden Morgen aß sie ein bis zwei große Schüsseln Haferbrei und trank dazu ein Glas Milch. Mittags gab es entweder Salat oder belegte Brote, dazu immer ein bis zwei Gläser Milch. Und abends machte sie sich meist ein Müsli. Das ging schnell, und sie hatte immer großen Appetit darauf.

Als Barbara zum ersten Mal zu mir kam, klagte sie über Müdigkeit und Gereiztheit. Sie meinte, es sei normal, daß sie immer vor ihrer Periode abgespannt war, aber nicht den ganzen Monat hindurch. Egal, wie lange sie schlief, nach dem Aufwachen war sie schon wieder müde und fühlte sich wie betäubt. Zwar spürte sie nach dem Frühstück einen Energieschub, aber abends war sie so schlapp, daß sie sich kaum noch dazu überwinden konnte, ihr Müsli zuzubereiten. Danach fühlte sie sich kurz besser, doch nach ein paar Stunden fiel sie todmüde ins Bett.

Bluttests ergaben keine Abweichungen von der Norm; Barbaras Blutzuckerspiegel war also nicht für ihre Müdigkeit verantwortlich. Ich hatte den Verdacht, ihre prämenstruellen Symptome kämen von ihrem hohen Milchkonsum und einem möglicherweise dadurch ausgelösten Magnesiummangel; daher riet ich ihr, eine Weile auf Milch zu verzichten. Das könnte vielleicht auch gegen ihren auffallenden Energiemangel helfen.

Das wollte sie aber auf keinen Fall. Sie betonte, daß sie Milch über alles liebte. Außerdem ginge es ihr viel besser, wenn sie Milch getrunken hätte. Milch wirkte bei ihr anregender als eine Tasse Kaffee.

Damit hatte Barbara ihr Problem sozusagen selbst definiert. »Vielleicht haben Sie ein so starkes Verlangen nach Milch und Hafer, der ja auch im Müsli enthalten ist, weil Ihr Körper empfindlich darauf reagiert«, erklärte ich ihr. »Wenn ich recht habe, werden Sie solange müde und abgespannt sein, wie Sie diese beiden Nahrungsmittel essen.« Es gab also wirklich keine andere Möglichkeit, als ein paar Wochen auf Milch- und Haferprodukte zu verzichten, um zu sehen, was passiert.

Es war nicht leicht, Barbara von einer Ernährungsumstellung zu überzeugen. Mehrere Monate kamen wir keinen Schritt weiter, dann war sie endlich bereit dazu. Zwei Wochen lang aß sie zum Frühstück Toast, Weizenkleiebrötchen oder Frühstücksflocken ohne Hafer, die sie mit Sojamilch übergoß. Mittags trank sie zum Essen Eistee und zwang sich, abends alles andere außer Müsli zu sich zu nehmen. Manchmal bereitete sie sich ein Tiefkühl-Fertiggericht zu, aber sie verzichtete ganz und gar auf alle Milch- und Haferprodukte.

»Wie fühlen Sie sich?« fragte ich sie nach ihrer zweiwöchigen Eliminationsdiät.

Ich kann es kaum glauben. In der ersten Woche konnte ich mich fast nicht auf den Beinen halten. An einem Abend wäre ich beinahe zum Supermarkt gefahren und hätte mir ein paar Liter Milch geholt. Ich hatte ein so großes Verlangen danach, daß ich zitterte. Dann wurde mir plötzlich klar, daß das nicht normal sein konnte. Wenn ich möglicherweise eine Allergie gegen Milch und Hafer habe, wäre es sehr dumm von mir, es nicht herauszufinden und etwas dagegen zu tun. Also schaffte ich es, hundertprozentig meine Finger davon zu lassen, und in der Mitte dieser Woche hatte ich mehr Energie und war nicht so bissig zu anderen Leuten. Sogar meine Freunde machten Bemerkungen darüber, wie nett ich sei.

Als Gegentest sollte Barbara am nächsten Morgen eine Schale Haferbrei essen. Wenn Sie auf Milch und Hafer nicht empfindlich reagierte, würde es ihr gut gehen. Als Barbara am nächsten Tag anrief, berichtete sie, daß sie sich nach dem Haferbrei den ganzen Tag elend gefühlt hatte. Sie hatte den Vormittag über Kopfschmerzen gehabt, sich deprimiert und erschöpft gefühlt. Außerdem überfiel sie eine stärkere Gier nach Milch und Hafer als je zuvor. Sie war jetzt davon überzeugt, ihre Ernährung umstellen zu müssen.

Weil Barbaras Ernährung ziemlich einseitig war, fürchtete ich, weitere Empfindlichkeitsreaktionen, wenn Milch- und Haferprodukte lediglich durch ein bis zwei andere Nahrungsmittel ersetzt wurden. Deshalb erweiterte sie ihren Speiseplan um so viele andere Nahrungsmittel wie möglich und führte eine Rotationsdiät durch. Das heißt, sie aß Nahrungsmittel, auf die sie nicht empfindlich reagierte, nicht öfter als alle vier Tage. Das hielt Barbara drei Monate lang durch. Nach dieser Rotationsdiät konnte sie sowohl Milch als auch Hafer in ihre Ernährung einbauen, ohne Symptome davon zu bekommen; allerdings aß sie nie wieder solche Mengen davon wie früher.

Wie das Problem entsteht

Wenn sich eine Allergie oder Empfindlichkeitsreaktion gegen bestimmte Nahrungsmittel, gegen Alkohol, Tabak oder chemische Substanzen entwickelt hat, produziert die Bauchspeicheldrüse wahrscheinlich nicht genug Enzyme, um Proteine vollständig zu verdauen.

Werden Proteine nicht verdaut, gelangen Eiweißmoleküle über den Blutkreislauf ins Gewebe. Sie werden vom Körper wie fremde Eindringlinge behandelt: Er produziert Antikörper dagegen. Wenn Sie immer wieder dasselbe Nahrungsmittel essen, führt das zu allergischen Symptomen, und Ihr Immunsystem ist plötzlich nur noch damit beschäftigt, anstatt gegen Viren und Bakterien gegen halbverdaute Proteine zu kämpfen. Während Sie also ihre allergischen Symptome selbst heranzüchten, halten Sie auch noch das Immunsystem von seiner wichtigsten Aufgabe ab: dem Schutz vor Krankheiten. Oft häufen sich dann Erkältungen und Grippeerkrankungen.

Man entwickelt oft ein starkes Verlangen nach bestimmten Nahrungsmitteln, wenn man dagegen allergisch oder empfindlich geworden ist. Falls ein oder mehrere Nahrungsmittel bei Ihnen einen Eßzwang auslösen und Sie für Ihre Gier keine andere Erklärung finden können, liegt vielleicht eine Allergie oder Empfindlichkeit vor. Eine Empfindlichkeit, die häufigere der beiden Erkrankungen, kann entstehen, wenn Sie sehr oft dasselbe Nahrungsmittel essen.

Eine Reaktion kann auch stattfinden, wenn Sie einmal sehr große Mengen eines Nahrungsmittels zu sich nehmen, das Sie sonst nur gelegentlich essen. Diese Reaktionen lassen sich oft dadurch rückgängig machen, daß man das betreffende Nahrungsmittel drei bis zwölf Monate lang vom Speiseplan streicht. Eine echte Allergie kann allerdings bleibend sein.

Zu den möglichen Ursachen für Empfindlichkeitsreaktionen gegen Nahrungsmittel zählen Mängel oder Funktionsstörungen im Immunsystem oder ein Mangel an Verdauungsenzymen. Schlechter Verdauung und Nährstoffresorption kann man häufig gegensteuern, indem man bessere Eßgewohnheiten entwickelt, eine Eliminationsdiät oder, in hartnäckigen Fällen, eine Rotationsdiät durchführt.

Problemdetektiv: Eliminationsdiät

Viele Menschen wissen gar nicht, daß sie süchtig auf bestimmte Nahrungsmittel sind, weil diese Nahrungsmittel ihnen bei »Entzugserscheinungen« wie Müdigkeit, Beklemmungen, Kopfschmerzen und Gereiztheit vorübergehend Erleichterung verschaffen. Eine Eliminationsdiät kann diesen Nahrungsmitteln auf die Spur kommen.

Die Methode, ein verdächtiges Nahrungsmittel vom Speiseplan zu streichen, es dann wieder zu essen und die Folgen zu beobachten, ist schon sehr alt und wurde bereits von Hippokrates zum Austesten von Empfindlichkeitsreaktionen benutzt: Er erklärte den alten Griechen, sie würden heftige Reaktionen zeigen, wenn sie nach einer Fastenzeit etwas essen, wogegen sie allergisch sind. Das ist immer noch eine der besten Methoden, um festzustellen, ob eine Allergie oder Empfindlichkeitsreaktion vorliegt.

Allergien und Empfindlichkeiten treten bei folgenden Nahrungsmitteln relativ häufig auf: bei allen Produkten aus Kuhmilch, Eiern, Weizen, Mais, Schokolade, bei Zitrusfrüchten, Nüssen und Schalentieren. Allerdings kann jedes beliebige Nahrungsmittel eine Empfindlichkeitsreaktion hervorrufen, vor allem, wenn Sie es oft essen. Eine Weizenallergie oder -empfindlichkeit könnte der Grund sein, warum Sie überaus gern Brot,

Kekse, Brötchen und Cracker essen. Jemand, der bei Milch, Käse und Eis kein Ende finden kann, reagiert wahrscheinlich empfindlich auf Milchprodukte. Ich hatte schon Patienten mit einer Empfindlichkeit gegen Bananen, Hähnchen und andere Speisen.

Sie können selbst zum Entstehen einer Empfindlichkeit beitragen, wenn Sie ein Nahrungsmittel täglich essen; aber vielleicht haben Sie auch schon als Baby eine Empfindlichkeit entwickelt. Man hat festgestellt, daß gestillte Säuglinge auf Nahrungsmittel reagieren, die ihre Mütter essen und deren Bestandteile zum Teil mit der Muttermilch auf die Babys übergehen. Wenn Sie auf irgendwelche Speisen empfindlich reagieren, ist es gut möglich, daß dieselben Nahrungsmittel auch Ihrer Tochter zu schaffen machen, falls Sie sie gestillt haben.

Ich frage meine Patientinnen oft: »Wenn Sie zwei Monate auf einer verlassenen Insel leben müßten, welche drei Nahrungsmittel möchten Sie dann unbedingt zur Verfügung haben?« Anschließend bitte ich sie, auf die Nahrungsmittel, die dann spontan genannt werden, zwei bis vier Wochen lang zu verzichten. Das führt meist zu Erfolgen. Gehen Sie auch so vor. Greifen Sie ein bis zwei Produkte heraus, die Ihrer Meinung nach für Ihr starkes Verlangen verantwortlich sein könnten, und streichen Sie sie vier Wochen lang *vollständig* von Ihrem Speisezettel. Wenn Sie das nicht schaffen und kleine Mengen von etwas essen, dem Sie gerade aus dem Weg gehen wollen, wird das Ergebnis möglicherweise verfälscht. Lesen Sie sorgfältig die Packungsaufschriften. Weizen (oder »Mehl«) und Milchprodukte sind in vielen Fertigprodukten versteckt. Vielleicht glauben Sie nicht, daß Brot Milch enthalten könnte, aber manche Sorten werden tatsächlich mit einem Zusatz von Magermilchpulver hergestellt.

Nach vier Wochen essen Sie eine kleine Portion des Nahrungsmittels, auf das Sie bisher verzichtet haben, und warten auf die Reaktion. Falls bei Ihnen eine Empfindlichkeit vorliegt, werden wahrscheinlich innerhalb von zwei bis vierundzwanzig Stunden Symptome auftreten. Überfällt Sie immer noch eine Gier nach diesem Nahrungsmittel? Fühlen Sie sich müde, ist Ihnen übel, leiden Sie an Blähungen oder Verdauungsstörungen? In diesem Fall, oder wenn Sie andere Symptome verspüren, sollten Sie weitere drei Monate auf das betreffende Nahrungsmittel verzichten. Stellen sich keinerlei körperliche oder psychische Reaktionen ein, dann warten Sie einen Tag und essen eine größere Menge der verdächtigen Speise. Wenn dann immer noch keine Symptome auftreten, kann eine Empfindlichkeit so gut wie ausgeschlossen werden.

Nach einer dreimonatigen Abstinenz können Sie vielleicht wieder kleine

Mengen des eliminierten Nahrungsmittels problemlos essen. Wenn nicht, legen Sie noch einmal eine solche Pause ein, und machen dann wieder einen Test. Gehen Sie so bei allen Nahrungsmitteln vor, auf die Sie ein unwiderstehliches Verlangen verspüren. Denken Sie immer daran, daß Sie auf die betreffende Speise wahrscheinlich nicht für immer verzichten müssen; oft genügt eine zeitlich begrenzte Eliminationsdiät. Ihre Gelüste werden allmählich verschwinden, und Sie werden sich tausendmal besser fühlen.

Manchen Menschen gelingt es, ihre Gier nach bestimmten Nahrungsmitteln einfach schon durch eine Beschränkung der verzehrten Mengen zu zähmen; anderen gelingt das nicht. Durch einen vollständigen Verzicht werden Sie Ihr Problem wahrscheinlich gründlicher in den Griff bekommen, aber vielleicht wollen Sie es erst einmal auf sanftere Art versuchen, auch wenn das langsamere Fortschritte bedeutet. Es geht um Ihren Körper und um Ihre Eßstörungen. Geben Sie Ihr Bestes, und steigern Sie Ihre Bemühungen, soweit Sie dazu in der Lage sind. Seien Sie nett zu sich.

Es ist bereits ein wichtiger erster Schritt, wenn Sie herausfinden, wodurch Ihre Eßgelüste ausgelöst werden. Wenn Sie von Ihren Zwängen wirklich frei sein wollen, werden Sie mehr tun, sobald Sie dazu fähig sind. Die Arbeit mit einer Affirmation kann Ihnen helfen, von Ihrer jetzigen Situation heraus zu einem Punkt zu gelangen, den Sie erreichen wollen.

Wenn Sie die für Sie problematischen Speisen erkannt haben, helfen Sie Ihrer Tochter herauszufinden, ob auch sie empfindlich darauf reagiert. Solche Reaktionen können bereits sehr früh einsetzen. Vor vielen Jahren hatte ich eine Patientin mit einer dreijährigen Tochter, die immer erkältet und verschnupft war, was sie nachts beim Schlafen störte. Und wenn sie nicht ausgeschlafen hatte, war sie quengelig und unleidlich. Als die Mutter bei sich eine Empfindlichkeit gegen Milchprodukte festgestellt hatte, gab sie auch ihrer Tochter keine Milchprodukte mehr. Die ständigen Erkältungen hörten auf, die Nase war nicht mehr verstopft, und das Kind wurde zunehmend ausgeglichener.

Der nächste Schritt: Besser verdauen

Gründlicher kauen

Sie können schon viel für eine bessere Verdauung tun, wenn Sie Ihr Essen gründlicher kauen, vor allem Stärke- und Zuckerhaltiges. Die Verdauung von Eiweiß beginnt erst im Magen, aber bei Stärke und Zucker setzt das erste Verdauungstadium schon im Mund ein. Aus diesem Grund ist es wichtiger, einen Apfel vollständig zu zerkauen, als Hähnchenfleisch. Gemüse und Hülsenfrüchte enthalten Stärke und müssen besonders gründlich gekaut werden. Gewöhnen Sie sich außerdem an, langsam zu essen. Es dauert nur 15 bis 20 Minuten, um eine kleine Mahlzeit in Ruhe zu genießen. Wenn Sie sich diese Zeit nehmen, werden Sie sich nach dem Essen wohler fühlen. Angespanntheit bremst die Produktion von Magensäften, die die Nahrung aufschließen helfen. Auch wenn es Ihnen erst schwerfällt: Entspannen Sie sich beim Essen. Bringen Sie auch Ihrer Tochter bei, gut zu kauen, und erklären Sie ihr, warum sie sogar weiche Speisen wie Kartoffelbrei und Apfelmus kauen soll.

Möglicherweise verschwinden Blähungen oder Magenschmerzen nach dem Essen schon allein dadurch, daß Sie langsamer essen und Ihre Nahrung gründlicher kauen.

Bei den Mahlzeiten weniger trinken

Trinken Sie während des Essens und direkt danach nicht mehr als 100 bis 150 Milliliter Flüssigkeit. Manche Menschen verdünnen ihre Magensäfte mit großen Mengen Mineralwasser oder anderen Getränken. Wenn Sie bei jeder Mahlzeit sehr durstig sind, könnte das daran liegen, daß Sie tagsüber nicht genug trinken. Trinken Sie zwischendurch immer wieder einen Schluck Mineralwasser und stillen Sie Ihren Durst lieber *vor* dem Essen als während des Essens.

Colagetränke enthalten viel Phosphorsäure und können die Magensäureproduktion bremsen, deshalb sollten Sie bei den Mahlzeiten darauf verzichten. Sie können Ihren Getränkekonsum beim Essen wahrscheinlich leichter einschränken, wenn Sie saftige Gerichte wie Gemüse zusammen mit den festeren, trockeneren Speisen essen. Kauen Sie gut, dann brauchen Sie vielleicht gar nichts zum Essen zu trinken.

Manche Kinder trinken bei jedem Bissen einen Schluck Milch oder Saft, anstatt ihr Essen gut einzuspeicheln und dadurch »flüssiger« zu machen. So etwas kann man sich leicht angewöhnen, aber nur schwer wieder abgewöhnen. Schlagen Sie Ihrer Tochter vor, anfangs nur dann auf ihr Getränk zu verzichten, wenn sie Gemüse ißt, und später das Trinken auch bei anderen Speisen einzuschränken.

Hilfe in hartnäckigen Fällen: Rotationsdiät

Um Allergien auf die Spur zu kommen, setzen Allergologen auf eine komplizierte Rotationsdiät, die Planung und Geduld erfordert; doch alle Mühen lohnen sich für Patienten, für die in einer solchen Diät, die einzige Lösung für Ihre Abhängigkeit von bestimmten Nahrungsmitteln besteht. Alle Nahrungsmittel lassen sich in Gruppen oder Nahrungsmittelfamilien einteilen. Bei einer Rotationsdiät werden sämtliche symptomauslösenden Nahrungsmittel gestrichen, alle anderen Nahrungsmittel dürfen sich nur jeden dritten oder vierten Tag auf dem Speiseplan wiederholen. Nahrungsmittel aus derselben Familie werden nicht öfter als jeden zweiten Tag gegessen. Wenn Sie Früchte, Gemüse, tierisches Eiweiß, Nüsse und Getreide in Familien unterteilen und eine Rotationsfolge einhalten wollen, kann das Planen einer Mahlzeit zunächst sehr verzwickt erscheinen.

Ein Beispiel für eine Rotationsfolge wäre: Eier, Hähnchen, Pute, Ente, die alle zur selben Nahrungsmittelfamilie gehören. Wenn Sie allergisch oder empfindlich auf Eier reagieren, müßten Sie sie von Ihrem Speiseplan streichen. Sie dürften dann *jeden zweiten Tag* entweder Hähnchen, Pute oder Ente essen, jedes einzelne Geflügel aber nicht öfter als alle vier Tage. In einer Woche könnten Sie beispielsweise am Montag etwas Hähnchenfleisch essen. Am Dienstag würden Sie nichts von dieser Nahrungsfamilie essen. Am Mittwoch könnten Sie entweder Pute oder Ente essen, aber kein Hähnchen. Donnerstag darf wieder nichts aus dieser Familie gegessen werden. Am Freitag könnten sie noch einmal Hähnchen essen.

In manchen Fällen genügt eine vereinfachte Rotationsdiät. Das bedeutet, daß Sie möglichst vielfältig und breitgefächert essen, um neuen Empfindlichkeiten vorzubeugen, dabei die Nahrungsmittel oft wechseln und diejenigen Nahrungsmittel weglassen, die Symptome hervorrufen. Versuchen Sie, wenn möglich, das drei- bis viertägige Rotationsprinzip einzuhalten. Gelingt das nicht, begnügen Sie sich besser mit kleinen Portionen, um keine Empfindlichkeitsreaktionen herauszufordern.

Wenn zum Beispiel bislang das einzige Getreide, das Sie in Form von Nudeln, Frühstücksflocken, Brot und anderen Backwaren essen, Weizen ist, sollten Sie in Zukunft weizenfreie Cracker und Brote (zum Beispiel Reiscracker oder Roggen-Krisp) kaufen, Mais- oder Dinkelnudeln und Frühstücksflocken aus Hafer, Gerste und Roggen. Gehen Sie auf Entdeckungsreise, und probieren Sie neue Getreidesorten aus, zum Beispiel Hirse, die einen milden, nußartigen Geschmack hat, den würzigen Grünkern, Buchweizen (Kascha), der mit Weizen nichts zu tun hat, Amaranth und Quinoa. Nach manchen dieser Produkte müssen Sie sich wahrscheinlich im Reformhaus oder Naturkostladen umsehen.

Eine solche vereinfachte Rotationsdiät ist vielleicht die beste Lösung für ein Kind, außer bei sehr schweren Symptomen, die für eine strengere Diät mit stärkeren Einschränkungen sprechen. Falls Ihre Tochter eine Rotationsdiät einhalten muß, sollten Sie mit ihr bei den Mahlzeiten, die sie zu Hause einnimmt, mitessen. Machen Sie ein Spiel aus dieser Ernährungsform. Lernen Sie gemeinsam mit ihr wie die Nahrungsmittel in Gruppen eingeteilt werden, und suchen Sie zusammen nach Speisen und Kombinationen, die ihr schmecken. Streichen Sie immer heraus, wie wohl sie sich fühlen wird (siehe auch *Weiterführende Literatur,* Seite 182).

Teil V
Ihr neues Programm

Ob Ihrem bisherigen Eßverhalten nun psychische oder körperliche Ursachen zugrunde liegen, jedenfalls haben Sie es so oft wiederholt, daß es inzwischen automatisch abläuft und ein Teil von Ihnen geworden ist. Der *erste* Schritt zur Überwindung Ihres Eßzwangs ist, sich darüber klar zu werden. Der *zweite* Schritt besteht im »Umprogrammieren«: Alte Gewohnheiten müssen durch neue ersetzt werden. Der letzte Teil dieses Buches wird Ihnen bei diesem entscheidenden Schritt praktische Hilfestellung leisten.

In Kapitel 21 wird klargestellt, warum es keine »guten« und »schlechten« Nahrungsmittel gibt. Sie werden sehen, wie Sie eine mangelhafte Ernährung verbessern und dabei gute Erfolge erzielen können, ohne gleich Perfektion anzustreben. Gesunde, kalorienarme Nahrungsmittel werden vorgestellt, die Sie in Ihre Ernährung einbeziehen können, und Sie erfahren, warum sie für Ihre körperliche unnd seelische Gesundheit wichtig sind.

Kapitel 22 zeigt Ihnen, wie Sie für sich und Ihre Familie einen Speiseplan zusammenstellen, der diese nahrhaften Lebensmittel berücksichtigt, Heißhungeranfällen vorbeugt und das Gleichgewicht der Nährstoffe herstellt. Weil immer wieder Anlässe auf uns zukommen, bei denen Essen eine wichtige Rolle spielt – Geburtstage, Feste und Feiertage –, gibt Kapitel 23 ein paar Tips, wie Sie an solchen Tagen kräftig mitfeiern können, ohne von Ihrem Ernährungsprogramm allzu weit abzuweichen.

Wenn Sie mit Ihrem Eßverhalten sehr zu kämpfen haben, brauchen Sie möglicherweise zusätzliche Unterstützung und Ermutigung, und vielleicht gilt das auch für Ihre Tochter. Viele von uns haben nie genug Liebe und Beistand erfahren. Mit diesem Aspekt befaßt sich Kapitel 24, das auf die Rolle von Freunden und Familienmitgliedern eingeht, die Ihnen Unterstützung geben können. Allerdings tragen vielleicht manche Ihnen nahestehende Menschen zu Ihren Problemen bei; suchen Sie dann außerhalb Ihres engeren Kreises nach Kontakten. Bei Selbsthilfegruppen, die an der Bewältigung von Eßstörungen arbeiten, werden Sie die richtigen Bedingungen finden. Sie werden sehen, daß Sie nicht der einzige Mensch mit Eßstörungen sind. Die Sitzungen sind eine Gelegenheit, Menschen kennenzulernen, die ähnliche Probleme haben und Ihre Gefühle nicht herunterspielen, sondern Ihnen verständnisvoll zuhören werden und aufgrund ihrer eigenen Erfahrungen auf Sie eingehen können. Falls Ihre Tochter alt genug ist, können Sie sie möglicherweise bitten, Ihnen moralische Unterstützung zu geben und Sie zu den Sitzungen zu begleiten. Machen Sie sie mit Hilfen bekannt, die vielleicht auch ihr nützen werden.

Dieses Buch will Sie dazu ermutigen, sich Ihres Eßverhaltens bewußt zu werden und ein paar Schritte zur Änderung zu unternehmen. Es kann jedoch kein Ersatz für eine Therapie sein. Unter Anleitung eines ausgebildeten Therapeuten, der sich mit Eßstörungen auskennt, können Sie tief wurzelnde Lebensprobleme besser verarbeiten als mit jedem Buch. In Kapitel 24 gebe ich Ihnen aus meiner eigenen Erfahrung als Therapeutin einige Ratschläge, wie Sie psychologische Beratung oder Rat in Ernährungsfragen finden und das für Sie Richtige auswählen können.

21

»Erlaubte« und »verbotene« Nahrungsmittel: Was davon zu halten ist

Egal, was man Ihnen bislang gesagt hat, egal, zu welchen Überzeugungen Sie gelangt sind: Es gibt keine »guten« oder »schlechten« natürlichen Grundnahrungsmittel. Jedes Nahrungsmittel ist eine Kombination chemischer Substanzen, die das Wachstum und die Funktion der Zellen entweder fördern oder hemmen. Manche Nahrungsmittel arbeiten *für* Sie, andere *gegen* Sie. Das hängt auch von der Menge ab, die Sie davon essen, und davon, was Ihr Körper gerade braucht und verarbeiten kann.

Sie tun sich selbst keinen Gefallen und werfen sich nur Steine in Ihren Weg zu einem besseren Eßverhalten, wenn Sie verbreitete falsche Vorstellungen über Ernährung beibehalten. Solche Fehlmeinungen können Ihre Situation nur verschlimmern, nicht verbessern. Und außerdem vermitteln Sie sie auch Ihrer Tochter.

Irrtümer über Nahrungsmittel

Von Brot und Spaghetti werden Sie *nicht* dick. Kartoffeln, Reis und weiße Bohnen sind *keine* Dickmacher; sie sind sättigende Nahrungsmittel, die Ihnen beim Abnehmen helfen und gleichzeitig Ihre Gesundheit fördern. Leider glauben immer noch viele Frauen aufgrund falscher Informationen, sie müßten diese Nahrungsmittel auf die Verbotsliste setzen.

Viele der Nahrungsmittel, die Sie vielleicht für »verboten« halten, sind in Wirklichkeit gut für Sie. Ein Übermaß an Fett, nicht an Kohlehydraten, führt zu Gewichtszunahme und Erkrankungen. In letzter Zeit hat man Zusammenhänge zwischen einer stark fetthaltigen Ernährung und Herzerkrankungen, Darm- und Brustkrebs und Divertikulitis (entzündete Ausstülpungen der Dickdarmwand) festgestellt. Dabei geht es nicht nur um sichtbares Fett, wie zum Beispiel beim Fleisch, sondern auch um versteckte Fette in Vollmilchprodukten, Nüssen, Eigelb oder Schokolade. Die Medizin befürwortet heute eine fettarme, überwiegend stärkehaltige Form der Ernährung mit komplexen Kohlenhydraten, die nicht nur am gesündesten ist, sondern auch beim Abnehmen hilft.

Die meisten Menschen brauchen die Vitamine, Mineralstoffe und Ballaststoffe, die eine Diät mit Betonung auf komplexen Kohlenhydraten (stärkehaltige Gemüse, Vollkornprodukte, Hülsenfrüchte und frisches Obst, dazu ein kleiner Anteil Proteine) bietet. Manche Menschen neigen immer noch dazu, Proteine höher zu bewerten als Kohlenhydrate, weil sie glauben, Eiweiß sei »gut«, Stärke dagegen »schlecht«.

Schon bei Kindern wird Verwirrung gestiftet, wenn sie zu Hause und in der Schule verschiedene Ansichten über Ernährung hören. Der Lehrer erklärt beispielsweise, Kartoffeln seien »gut«, weil sie viel Vitamin C enthalten; die Mutter meint dagegen, sie seien »schlecht«, weil sie angeblich dick machen. Und die Verwirrung setzt sich fort. Eier werden oft als ideales Nahrungsmittel gepriesen; in der Zeitung lesen wir dann, sie trügen zu einem hohen Cholesterinspiegel bei und sollten nur gelegentlich gegessen werden. Spaghetti machen dick – Spaghetti machen nicht dick. Zucker ist »natürlich«, und alles Natürliche ist »gut«; aber ein Übermaß an Zucker kann Müdigkeit, Osteoporose und Zahnverfall verursachen. Die Verwirrung hat kein Ende!

Betrachten Sie erst einmal *kein* Nahrungsmittel als »verboten«. Vielleicht entschließen Sie sich, von manchen Dingen weniger zu essen oder sogar ganz darauf zu verzichten, weil sie bei Ihnen unerwünschte Reaktionen hervorrufen. Aber Sie haben die »Erlaubnis«, alles zu essen, was Sie möchten. Es ist interessant, daß viele Frauen keine Lust mehr auf bestimmte Nahrungsmittel haben, sobald sie nicht mehr mit einem Verbot belegt sind.

Da der Grundstein für viele Irrtümer über »verbotene« Speisen in unserer Kindheit gelegt wird, haben sich solche Fehlmeinungen vielleicht bereits bei Ihrer Tochter eingenistet. Teilen Sie mit ihr das neue Wissen, das Sie sich gerade aneignen, damit sie es einmal leichter hat, und bauen Sie gemeinsam eine neue Grundlage für Ihre Ernährung auf.

Lernen Sie, gemeinsam mit ihr, welche Nahrungsmittel ihnen gut tun und welche nicht: Vollwertige Nahrungsmittel bauen mit ihrem hohen Gehalt an Vitaminen, Mineralstoffen und anderen Nährstoffen den Körper auf; große Mengen denaturierter Nahrungsmittel, denen viele Nährstoffe entzogen wurden, oder Speisen mit hohem Fettgehalt, Konservierungsstoffen und anderen Chemikalien können den Körper schwächen und ihn aus dem Gleichgewicht bringen – was möglicherweise zu Eßstörungen führt.

Sogenannte Schlankmacher und Dickmacher

Für Julia zählte nur ihre schlanke Linie. Sie glaubte, alle kohlehydratreichen Nahrungsmittel seien Kalorienbomben, Eiweiß und Gemüse dagegen würden ihr zu ihrer Traumfigur verhelfen. Sie aß mindestens zweimal täglich Fleisch, dafür schon seit Jahren keine Kartoffeln, Reis, Hülsenfrüchte und Nudeln mehr. Sie wunderte sich, warum sie kein Gramm abnahm. Ihr Ernährungstagebuch bewies, daß Julia völlig falsche Vorstellungen über die Wirkung verschiedener Nahrungsmittel hatte.

Ich erklärte Julia, daß sie mit dem häufigen Verzehr von Spareribs und Brathähnchen außer Eiweiß große Mengen Fett aufnahm, wodurch jede Gewichtsabnahme verhindert wurde. Eine handfeste Portion Spareribs enthält so viel Fett wie ein halber Liter Eis, zwei mittelgroße Pizzas oder 1,5 Kilogramm weiße Bohnen mit Schweinefleisch. Und Hähnchenfleisch ist kaum weniger fett. Da nützte es auch nichts, daß Julia manchmal eine Diät einlegte und nur »Mageres« aß: Magerjoghurt, Salate und Hüttenkäse. Denn das war nur ein weiterer Beweis von Julias falschen Ernährungsvorstellungen. Ein Becher fettarmer Joghurt enthält fast viermal so viel Fett wie eine Dose Kidneybohnen und doppelt so viel Fett wie eine 160-Gramm-Portion gekochter Naturreis.

Julia sah ein, daß sie ihre Ernährung grundlegend umstellen mußte. Ein Löffel körniger Frischkäse enthält sogar noch mehr Fett als der Joghurt.

Sie aß wieder Brot, Reis, Nudeln, weiße Bohnen und Kartoffeln (ohne Butter oder Margarine), Vollkornprodukte und andere komplexe Kohlehydrate. Schon nach wenigen Wochen begann sie abzunehmen und paßte wieder in Kleider, die sie seit Jahren nicht getragen hatte.

Auch Sie können leichter abnehmen und gesünder werden, wenn Sie mehr vollwertige Nahrungsmittel wie Naturreis, Vollkornbrot und -frühstücksflocken, frisches Obst und Gemüse essen. Lesen Sie vor dem Kauf sorgfältig die Zutatenliste aller Lebensmittel, und essen Sie möglichst wenig Fertigprodukte, weil sie oft versteckte Fette enthalten. Wenn Sie noch mehr Informationen sammeln möchten, sollten Sie sich Nährwerttabellen kaufen.

Wissen ist Macht – auch beim Essen

In Annas Kindheit glich eine Mahlzeit der anderen. Nie gab es eine ausgewogene Zusammenstellung von Fleisch, Gemüse und stärkehaltigen Speisen. Anna wußte nicht, daß andere Menschen anders aßen. Die Mahlzeiten, die die Mutter für ihre Familie kochte, spiegelten sowohl den Geschmack ihres Mannes als auch ihre eigene Unwissenheit. Nach einem Tag harter Arbeit leerte er eine Tüte Kartoffelchips und trank Cola dazu. Das war dann sein Abendessen. Manchmal aß er Weißbrot mit Marmelade, die einzige Brotsorte, die er mochte; selten nahm er eine vollständige Mahlzeit zu sich. Wenn er mit seiner Familie ins Restaurant ging, aßen sie seine fetten Lieblingsspeisen, zum Beispiel Brathähnchen oder Käsetoast. Annas Mutter hatte als Kind ausgewogener gegessen. Früher hatte sie einmal gern gekocht, aber schließlich wurde sie verbittert und frustriert, weil ihr Mann ihre Kochkünste nicht schätzte und die Speisen ablehnte, die ihr schmeckten und außerdem gesund waren. So wurde Anna das Opfer der Enttäuschung ihrer Mutter. Sie wurde mit Wienern und Brezen groß, mit Marmeladentoast, Käsenudeln, Hamburger und Instant-Kartoffelbrei; ab und zu gab es ein Schweinekotelett. Die einzigen Gemüsesorten, die Anna kannte, waren Spargel und Artischocken aus der Dose, Tomaten oder ab und zu ein Salat mit Essig und Öl.

Anna hatte nie eine gebackene Kartoffel oder eine Möhre gegessen, bis sie sich an der Universität einschrieb. Sie entdeckte, daß in der Mensa sogar das zerkochte Gemüse besser schmeckte als das Essen, mit dem sie aufgewachsen war. Ihre Freundinnen beklagten sich über die Massenküche, aber Anna schmeckte sie besser als alles, was sie als Kind vorgesetzt bekommen hatte.

Eine ganze Generation junger Frauen, die in ihrer Kindheit mit Speisen ohne wirklichen Nährwert ernährt worden ist, hat heute selbst Kinder. Viele dieser Mütter haben nie gelernt, was gesundes Essen bedeutet. Ihre eigenen Mütter hatten aus verschiedenen Gründen kaum gekocht. Manche konnten nicht kochen, andere waren zu ausgelastet oder zu müde. Die meisten wußten nicht, wie wichtig eine ausgewogene Ernährung ist, und dachten sich nichts Schlimmes dabei, ihre Familie mit Mahlzeiten aus Fertiggerichten, mit Tiefkühlkost und Knabbereien zu versorgen. Wenn die nächste Generation nicht umlernt, wird sie ihre eigenen Kinder genauso ernähren und ihr falsches Eßverhalten an sie weitergeben.

22

Die beste Ernährungsmethode: Besser als früher

Nicht alle Nahrungsmittel sind unserer Gesundheit förderlich, einige noch weniger als andere. Manche können zu Gesundheits- und Gewichtsproblemen führen, wenn Sie sie in *großen* Mengen essen; gegen *kleinere* Mengen ab und zu ist aber nichts einzuwenden.

Eier sind im Zusammenhang mit Herzerkrankungen ins Gerede gekommen, deshalb verzichten manche Menschen ganz darauf. Ein Eigelb enthält beinahe soviel Cholesterin wie eine große Portion Schlagsahne; aber ein bis zwei Eier wöchentlich sind sicher unbedenklich.

Zucker ist ein weiteres Beispiel für Nahrungsmittel, bei denen kleine Mengen angeraten sind. Zucker trägt nichts zu Ihrer Gesundheit bei, sondern entzieht dem Körper bei der Verdauung sogar etwas Vitamin B. Zuckerhaltige Nahrungsmittel liefern oft wenig Vitamin B. In großen Mengen kann Zucker zu Vitaminmangel und zur Ausscheidung von Calcium führen; damit steigt das Osteoporoserisiko.

Es ist sicher besser, ab und zu ein wenig von »Verbotenem« zu naschen, als so lange zu warten, bis Sie eine unwiderstehliche Gier überfällt und Sie hemmungslos zulangen.

Selbst wenn Sie in Ihrer Ernährung nie das Ideal erreichen werden, ist jeder kleine Schritt voran eine Verbesserung gegenüber Ihrer früheren Ernährungsweise. Überfordern Sie sich nicht: Nehmen Sie kleine Änderungen vor, und bauen Sie sie in Ihren Alltag ein.

Sprechen Sie mit Ihrer Tochter darüber, wie sie ihre Ernährung verbessern kann, ohne gleich alles perfekt machen zu müssen. Leben Sie ihr als Rollenvorbild vor, wie sie *besser als früher* essen kann. Seien Sie nicht zu streng mit sich, und ermutigen Sie Ihre Tochter dazu, es genauso wenig zu sein. Denken Sie daran: Das Gute ist oft besser als das Beste.

Was Sie essen sollten

Die bestmögliche Ernährungsform könnte man Anti-Krankheits-Diät nennen. Sie soll dazu beitragen, uns vor den großen Erkrankungen der heutigen Zeit zu schützen: Herzerkrankungen, Diabetes, Arthritis und Krebs. Außerdem soll sie dem Körper helfen, den Stoffwechsel wieder ins Gleichgewicht zu bringen und körperlich bedingtes Verlangen nach bestimmten Nahrungsmitteln auszuschalten. Eine solche Ernährung enthält wenig Eiweiß und Fette dafür viele Hülsenfrüchte und Getreideprodukte. Sie liefert die nötigen Rohstoffe, damit die Energie den ganzen Tag über reicht, ohne daß es zum Nachmittagstief oder zur völligen Erschöpfung am Abend kommt.

Auf Seite 160 finden Sie einen speziellen Tagesplan für sich und Ihre Familie, der auf diesen Ernährungsgrundsätzen basiert. Als Grundpfeiler einer gesunden Ernährung müssen Sie erst einmal die Nahrungsmittel kennen, die Sie satt machen, Ihnen helfen, das richtige Gewicht zu erreichen und zu halten, und Ihr gutes Allgemeinbefinden fördern. In der Reihenfolge ihrer Bedeutung sind das:

1. *Vollgetreide und Hülsenfrüchte:* Naturreis; Hirse; Vollkornbrot und -brötchen aus Weizen und anderen Getreidesorten; vollwertige Müsli, Frühstücksflocken und Cracker; Vollkornnudeln; Maisgebäck und -tortillas; Buchweizen oder Kasha; Roggenknäckebrot; weiße Bohnen, Kidneybohnen, Erbsen, Linsen, Pintobohnen, Limabohnen, schwarze Bohnen, Sojabohnen usw. Vollkornprodukte sollten Ihnen zur Selbstverständlichkeit werden; machen Sie Naturreis, Hirse und Vollkornnudeln zum Bestandteil Ihrer Hauptmahlzeiten.

2. *Gemüse:* Essen Sie Gemüse roh, gedämpft oder kurz in wenig Oliven- oder Erdnußöl gegart. Täglich zwei große Portionen Gemüse wären ideal; mindestens eine Portion sollte Ihnen zur Regel werden. Alle Gemüsesorten, auch Kartoffeln, Süßkartoffeln und Yamswurzeln sind wichtige Bestandteile einer gesunden Ernährung.

3. *Eiweiß:* Fettarmes tierisches Eiweiß wie Fisch, Hähnchen oder Pute ohne Haut und fettarme Milchprodukte sind Speck, Corned Beef, Schinken, Wurst, Würstchen, Schal- und Krustentieren und den meisten Käsesorten vorzuziehen. Letztere enthalten zu viele ungesättigte Fettsäuren, Cholesterin oder Natrium, um der Gesundheit förderlich zu sein.

Sie können Ihren Eiweißbedarf auch zum Teil oder ganz vegetarisch decken. Wenn Sie Hülsenfrüchte mit Vollgetreide kombinieren, erhalten Sie Protein hoher biologischer Wertigkeit. Außerdem ist diese Kombination oft sättigender und meist fettarmer als Fleisch, Geflügel oder Fisch. Sie brauchen Hülsenfrüchte und Getreide nicht zu ein und derselben Mahlzeit zu essen; es genügt, sie am selben Tag zu sich zu nehmen.

4. *Obst:* Frisches Obst enthält mehr Vitamine und Mineralstoffe als gekochtes Kompott. Ganze Früchte haben mehr Nährstoffe und weniger Zucker als Fruchtsäfte. In größeren Mengen können Obst und Fruchtsäfte den Zuckerstoffwechsel beeinträchtigen und Schwankungen im Blutzuckerspiegel oder Gelüste nach Süßem hervorrufen. Gehen Sie daher sparsam damit um.

5. *Nüsse, Samen, Öle, Butter und andere Fette:* Damit Ihre Verdauung gut funktioniert und Sie Ihr Gewicht halten können, sollten Sie *wenig* Fett zu sich nehmen, aber auch nicht ganz darauf verzichten. Etwas pflanzliches Öl ist für zahlreiche wichtige Körperfunktionen notwendig, zum Beispiel zur Verhütung von Menstruationskrämpfen und zur Stärkung des Immunsystems. Der Körper braucht eine ausgewogene Mischung aller drei Fettarten: gesättigte Fettsäuren (zum Beispiel in Butter oder magerem weißen Fleisch wie Hähnchenbrust), einfach ungesättigte Fettsäuren (zum Beispiel in Olivenöl) und mehrfach ungesättigte Fettsäuren (in anderen pflanzlichen Ölen, vor allem Distelöl und Walnußöl).

Ihr individueller Ernährungsplan

Patientinnen, die wenig über Ernährung wissen, gebe ich die Liste »Bessere Nahrungsmittel auswählen« von Seite 159, damit sie einige der Nahrungsmittel, die dem Körper weniger Gutes tun, aussondern können. Wieder geht es nicht um Perfektion, sondern um den Versuch, möglichst oft die *bessere* Entscheidung zu treffen.

Kopieren Sie sich diese Liste, und unterstreichen Sie in beiden Spalten alles, was Sie normalerweise essen. Dann unterstreichen Sie in der Spalte »Was Sie essen sollten« alle Nahrungsmittel, die Sie zu essen bereit wären. Sie brauchen nichts zu essen, was sie nicht mögen; wählen Sie dafür etwas aus einer anderen Kategorie.

Entwerfen Sie in Ihrem Notizbuch dann einen allgemeinen Tagesplan mit möglichst vielen Nahrungsmitteln aus der Spalte »Was Sie essen sollten«

und möglichst wenigen Nahrungsmitteln aus der Spalte »Was Sie meiden sollten«. Ein Beispiel für einen solchen Tagesplan mit verschiedenen Vorschlägen für jeweils *ein* Gericht finden Sie im Anschluß an die Liste. Verstehen Sie diese Vorschläge nur als Anregung, und wandeln Sie sie nach Ihrem persönlichen Geschmack ab. Beziehen Sie Ihre Lieblingsgerichte oder exotische Spezialitäten mit ein; achten Sie aber darauf, sie mit wenig Fett und Zucker zuzubereiten. Ersetzen Sie, wann immer möglich, Weißmehlprodukte durch Brot, Reis, Nudeln etc. aus vollem Korn.

Wenn Sie dann noch die allgemeinen Küchentips auf Seite 161 beachten, werden Sie zu einer besseren Form der Ernährung finden – nicht über Nacht, aber schrittweise. Und jeder kleine Fortschritt bringt Sie dem Erfolg näher!

Bessere Nahrungsmittel auswählen

Was Sie meiden sollten

Süßmittel: Weißer oder brauner Zucker, Honig, Maissirup, alle künstlichen Süßstoffe.

Kohlenhydrate: Weißmehl und Produkte daraus (Brot, Backwaren, Frühstücksflocken, Nudeln, Pizza, Kekse . . .).

Gemüse: Konserven, fritiertes Gemüse, Tiefkühlgemüse.

Obst: Konserven, gezuckerte Fruchtsäfte und Fruchtsaftgetränke.

Eiweiß: Gepökelte, geräucherte oder chemisch behandelte Fleischwaren (Wurst, Speck, Schinken, Würstchen, Corned Beef, Bündner Fleisch); Räucherfisch; Krusten- und Schaltiere (Krebse, Krabben, Hummer usw.).

Nüsse und Samen: Geröstete und gesalzene Erdnüsse oder andere Nüsse und Samen.

Fette: Margarine, gesättigte Fettsäuren (Baumwollsamenöl, Palmkernöl, Kokosöl), gehärtete Fette; Fritiertes; Schokolade.

Getränke: Kaffee, schwarzer Tee, Colagetränke, Diätgetränke, Obstsäfte mit Zucker, Alkohol.

Was Sie essen sollten

Süßmittel: Kleine Mengen reiner Ahornsirup, reine Fruchtdicksäfte und Fruchtsirupe, Konfitüren, die mit Fruchtdicksaft gesüßt sind.

Kohlenhydrate: Vollgetreide wie Naturreis, Weizen, Mais, Hafer, Roggen, Buchweizen, Amaranth, Quinoa, Gerste, Hirse; Kartoffeln, Süßkartoffeln, Yamswurzeln; alle Hülsenfrüchte (Erbsen, Bohnen, Linsen).

Gemüse: Alle Sorten, roh, gedämpft oder pfannengerührt.

Obst: Rohes, gedünstetes oder im Ofen gegartes Obst; kleine Mengen Trockenfrüchte.

Eiweiß: Tofu und andere Sojaprodukte; frischer Fisch; Hähnchen, Pute; Lammfleisch, Rindfleisch und Schweinefleisch in kleinen Mengen; Eier; kleine Mengen fettarme Milchprodukte.

Nüsse und Samen: Rohe, ungesalzene Nüsse und Samen; Tahini (Sesammus).

Fette: Kaltgepreßtes Olivenöl, Distelöl, Maiskeimöl, Sonnenblumenöl, Sesamöl; kleine Mengen Butter; Avocados.

Getränke: Kräutertee, mit Wasser oder Mineralwasser verdünnte, ungezuckerte Fruchtsäfte, Mineralwasser mit und ohne Geschmackszutaten, kleine Mengen koffeinfreier Kaffee und Tee, am besten im Wasserauszugsverfahren hergestellt.

Tagesplan

Zum Frühstück: Vollkornbrot mit Konfitüre, die nur mit Fruchtdicksaft gesüßt ist; Müsli mit frischem Obst und fettarmer Milch.

Zum Mittagessen: Hähnchen- oder Thunfischsalat; Hähnchenbrust und Gemüse; Gemüsesalat mit weißen oder Kidneybohnen; Vollkornbrot mit Putenbrust belegt, dazu Möhrenrohkost.

Zum Abendessen: Pfannengerührtes Gemüse mit Naturreis oder Vollkornnudeln; Vollkornnudeln mit Tomatensauce und Gemüse; Zucchini, mit Naturreis gefüllt, dazu eine Gemüsebeilage und Salat; herzhafte Gemüsesuppe mit Vollkornbrot.

Als Zwischenmahlzeiten: Frisches Obst; Vollkorncracker; Vollkornbrezeln oder Roggenknäckebrot; Popcorn ohne Fett, Salz oder Zucker; Reiscracker mit fruchtsaftgesüßter Konfitüre; Vollkornkekse, mit Fruchtdicksaft gesüßt; Kräutertee.

Allgemeine Küchentips

▷ Werten Sie herkömmliche Gerichte auf: Mischen Sie etwas Naturreis
unter weißen Reis. Mischen Sie so Vollkornnudeln mit Weißmehlnu-
deln. Geben Sie etwas gekochten Naturreis, Gerste oder weiße Bohnen
in Ihre Suppen. Getreide- und Gemüsegerichte werden durch eine
würzige Tomatensauce schmackhafter.

▷ Kochen Sie öfters große Mengen, und frieren Sie sie portionsweise ein.
Gekochter Reis, weiße Bohnen und Nudeln halten sich tiefgefroren
lange und können in ein paar Minuten erwärmt werden.

▷ Bereiten Sie am Anfang der Woche große Mengen Salat vor, waschen,
zerkleinern, und bewahren Sie ihn in einer Plastiktüte auf. Sicher gehen
auf diese Weise ein paar Nährstoffe verloren, aber es bleiben immer
noch mehr erhalten als ohne Salat. Ebenso vorbereitete Möhren, Blu-
menkohl, Paprika, Brokkoli und Selleriestangen sind ideal für die
Zubereitung kleiner nahrhafter Zwischenmahlzeiten, die Sie vielleicht
nicht essen würden, wenn Sie die Zutaten nicht schon fertig zur Hand
hätten. Sie können das Gemüse auch dünsten oder pfannenrühren und
mit Reis- oder Nudelresten rasch eine komplette Mahlzeit zubereiten.

▷ Kochen Sie Kartoffeln oder Süßkartoffeln halbgar und bewahren Sie sie
im Kühlschrank auf. In der Mikrowelle oder im Backofen können Sie sie
in kürzester Zeit fertig garen.

▷ Legen Sie sich einen Vorrat der gesündesten Tiefkühlgerichte zu, um
rasch eine Mahlzeit auf den Tisch bringen zu können, wenn Sie einmal
keine andere Wahl haben. Lesen Sie sorgfältig die Zutatenlisten: Wenn
Zucker und Fett mehrmals erwähnt werden, sollten Sie besser die Finger
davon lassen. Und: Nicht alles, was sich »Bio« nennt, ist auch wirklich
gesund.

23

Feste feiern ohne Reue

Feiern lernen wir zu Hause. Inhalt und Bedeutung verschiedener häuslicher Feste und die Zubereitung der dargebotenen Leckereien werden meist von der Mutter an die Tochter weitergegeben. Zu besonderen Anlässen bekommen wir die Erlaubnis, alles zu essen, was wir wollen, und auch soviel wir wollen; der Rest der Familie tut dasselbe. Es ist schwer, die eingefahrenen Gewohnheiten des Feierns und des damit verbundenen Schlemmens zu durchbrechen.

Das immer gleiche Ritual

Sankt Martin wurde bei Anna immer mit einer gefüllten Gans gefeiert. Vor dem Festessen saßen die Verwandten im Wohnzimmer, um sich die neuesten Familienereignisse zu erzählen und dabei Käse und Salzgebäck zu knabbern; außerdem gab es immer gewürfelte Leberpastete und rohes Gemüse mit einem Sauerrahm-Zwiebel-Dip. Die Speisen glichen sich Jahr für Jahr, und auch das Eßverhalten von Annas Mutter. Es hatte den Anschein, als würde sie ganz normal essen, denn sie nahm sich immer nur kleine Portionen, aber Anna wußte, was sich hinter den Kulissen abspielte. Sie hatte ihre Mutter schon früher bei der Zubereitung der Speisen beobachtet.

Annas Mutter bereitete immer wesentlich mehr Füllung zu, als in die Gans hineinpaßte. Die Extraportion briet sie in einem großen Topf und servierte sie dann auf einer wesentlich kleineren Platte, als die ursprüngliche Menge hätte vermuten lassen. Was fehlte, hatte sie gegessen, während sie sich um die anderen Speisen kümmerte. Sie schnitt den Käse in kleine Würfel zurecht, »damit es besser aussieht«, wie sie Anna einmal erklärte, und wählte für die Leberpastete immer eine kleine Silberschale, in die nicht alles hineinpaßte. »Das ist einfach zu schade zum Wegwerfen«, entschuldigte sie sich, wenn jemand sah, wie sie Käse- oder Pastetenreste aufaß.

Sobald ihre Töchter den Tisch verließen, machte sich Annas Mutter über die Reste auf ihren Tellern her. Sie nagte die Truthahnknochen ab, bis nur noch das blankgeputzte Gerippe übrig war.

Wie ihre Mutter lernte auch Anna, vor anderen wenig zu essen. Beim großen

Festessen aß sie normale Mengen, aber wenn alle Verwandten aufgebrochen waren und die anderen Familienmitglieder sich in ihre Zimmer zurückgezogen hatten, schlich Anna auf Zehenspitzen in die Küche. Vorsichtig, damit sie kein Geräusch machte, öffnete sie den Kühlschrank und häufte sich eine große Portion Füllung und dicke Gänsebratenscheiben auf eine doppelte Lage Küchenkrepp, die sie anschließend leicht wegwerfen konnte. Lautlos schloß sie die Kühlschranktür und huschte in ihr Zimmer zurück. Auch sie war eine heimliche Esserin geworden.

Jedes Jahr wird unsere Eßroutine durch zahlreiche Feiertage, Geburtstage, Essen mit Freunden und andere besondere Anlässe durchbrochen. Dabei geraten wir jedesmal in Versuchung, mehr Zucker, mehr Fett und größere Mengen zu essen und oft auch mehr Alkohol zu trinken als üblich; oft dienen uns diese Anlässe auch als willkommene Ausrede. Weil es »ein besonderer Tag« ist, »hauen wir rein« und meinen, »einmal sei keinmal«, aber unser Körper zählt genau mit. Höchstwahrscheinlich übernehmen auch unsere Kinder dieses Verhalten.

Essen geht bei solchen Anlässen immer über reine Ernährung weit hinaus; es ist ein gesellschaftliches Ereignis, von dem man sich nicht ausschließen darf. Gäste gut und reichlich zu bewirten bedeutet seit undenklichen Zeiten, sie willkommen zu heißen. Dieses Verhalten wurde von einer Generation an die nächste weitergegeben. Wenn der Gastgeber besondere Speisen anbietet, ist das ein größerer Beweis seiner Freundlichkeit als eine herzliche Begrüßung. Falls Sie seine Köstlichkeiten ausschlagen, laufen Sie Gefahr, ihn zu beleidigen.

Soziale Zwänge bringen uns oft dazu, zuviel und auch solche Speisen zu essen, denen wir normalerweise aus dem Wege gehen. Bei geselligen Anlässen sind wir oft von Menschen umgeben, die zuviel essen oder trinken und sich dabei wohlfühlen wollen. Es fällt uns immer schwerer, dem Überangebot an Speisen und Getränken zu widerstehen, wenn die Freunde und Familienmitglieder uns bedrängen, doch mit ihnen mitzuhalten. Wenn *alle* zuviel oder ungesund essen, wird dieses Verhalten fast schon akzeptabel.

Jedes Fest hat seine eigenen Spezialitäten, und verzichten wir darauf, haben wir leicht das Gefühl, etwas zu verpassen – einen besonderen Kuchen, Braten, Salat oder ein Getränk. Ohne Torte und Eis ist ein Geburtstag kein richtiger Geburtstag. Was wäre Weihnachten ohne Plätzchen und Stollen, Aschermittwoch ohne das traditionelle Fischessen?

Die Erinnerung an Feste und die besonderen Speisen, die dabei aufgetischt wurden, schließt vielleicht die glücklichsten Augenblicke unserer Kindheit mit ein – möglicherweise die einzigen angenehmen Erinnerungen einer schmerzvollen Vergangenheit. Für andere Frauen waren die Festtage dagegen immer spannungsgeladen, und bekanntlich dient Essen dann oft als Beruhigungsmittel.

Viele von uns haben solche Eßgewohnheiten in ihr heutiges Leben übernommen und greifen unwillkürlich zu vertrauten Schleckereien, wenn bei Spannungen innerhalb der Familie alte Gefühle aufwallen.

Seit Stefanie elf Jahre alt war, stopfte sie zu Weihnachten immer hemmungslos Schokolade und andere Schlemmereien in sich hinein. Angefangen hatte es, als ihre Mutter außer Haus zu arbeiten begann und der Familie weniger Zeit widmen konnte. Sie hatte ihre Kinder immer sehr umsorgt und zu Festtagen besondere Leckereien zubereitet, doch als sie sich beruflich engagierte, wurde das Leben mit ihr schwieriger. Alles mußte perfekt sein, vor allem an den Festtagen; hektisch eilte sie durchs Haus, hängte Weihnachtsschmuck auf, verbreitete verlockende Düfte und obendrein eine gespannte Atmosphäre.

In besonderer Erinnerung war Stefanie der Weihnachtsnachmittag geblieben, als sie fünfzehn Jahre alt war. Sie hatte sich schon an das Verhalten ihrer Mutter an den Feiertagen gewöhnt, aber dieses Jahr war alles noch viel schlimmer. Stefanie hatte einen Streit zwischen ihrer Mutter und ihrem Stiefvater mitbekommen; anschließend war er weggefahren. Falls das die endgültige Trennung von der Familie bedeuten sollte, plante die Mutter ein weiteres Mal in eine andere Stadt zu ziehen. Schon den Gedanken daran konnte Stefanie nicht ertragen. Immer zogen sie um. Nach drei Jahren in dieser Stadt hatte sie endlich wirkliche Freunde gefunden. Die Vorstellung, sie aufgeben zu müssen, machte die Spannungen unerträglich.

Stefanie griff in ihrer Unruhe nach der großen Pralinenschachtel, die ihre Tante jedes Jahr der Familie schickte, und begann ein Konfekt nach dem anderen zu essen. Das war noch nicht genug. Auch nicht die beiden Tüten mit Bonbons, die darauf folgten. Der Kloß in ihrem Magen war immer noch da, und nur etwas weiteres Eßbares konnte ihn vertreiben. Etwas Süßes mußte es sein. Sie beschloß, ein paar Plätzchen zu backen. Teigkneten fand sie immer beruhigend, und im Moment war sie sehr trostbedürftig. Stefanie kostete schon den rohen Teig, und sobald die gebackenen Plätzchen etwas abgekühlt waren, schob sie gleich einige in den Mund.

Stefanie ist jetzt Mitte Vierzig, aber sie sucht immer noch Trost bei Schokolade oder Gebäck, wenn sie während der Feiertage von Spannungen und Ängsten heimgesucht wird.

Feiern und Maßhalten – das geht!

Wie können Sie feiern, ohne zuviel zu essen, wenn Sie an den Festtagen immer noch die gleichen Gefühle erleben wie in Ihrer Kindheit? Damals trösteten Sie sich mit bestimmten Speisen darüber hinweg; wie können Sie diese Reaktion heute abstellen? Wie können Sie Feste genießen und doch bei Ihrem Ernährungsprogramm bleiben, egal, was aufgetafelt wird? Sie werden das alles schaffen, wenn Sie vorausplanen und achtsam sind, wenn Sie allmählich kleine Verbesserungen einführen und wenn Sie sich selbst treu bleiben, auch falls das bedeuten sollte, daß Sie sich manchmal etwas unbehaglich fühlen. Um es zu schaffen, sollten Sie aber auch Nachsicht mit sich üben. Essen Sie bewußt und voll Genuß. Achten Sie zwar besonders darauf, wie Sie sich nach dem Essen fühlen, aber vergeuden Sie Ihre Zeit nicht mit Schuldgefühlen.

Schuldgefühle sind der Anfang eines Teufelskreises; oft folgen darauf Selbstkasteiung und anschließende Völlerei. Schuldgefühle haben Ihnen nichts zu geben außer unnötigem Leiden. Befreien Sie sich davon, und Sie haben den ersten Schritt getan, um sich ganz aus diesem Kreislauf zu befreien. Solange Sie sich für das, was Sie essen und trinken, jedesmal Vorwürfe machen, werden Sie keinen Fingerbreit vorankommen. So schwer es Ihnen anfangs auch fallen mag – notieren Sie einfach, was Sie essen, und gehen Sie zum nächsten Punkt der Tagesordnung über. Nehmen Sie Ihr Ernährungsprogramm so bald wie möglich wieder auf, und gehen Sie so liebevoll mit sich um, wie Sie können. Betrachten Sie jeden vorübergehenden Rückfall als Lernchance. Beobachten Sie Ihre Reaktionen genau, und lernen Sie soviel wie möglich daraus, damit Sie die Lektion nicht immer wiederholen müssen. Bringen Sie Ihrer Tochter ebenfalls die wichtige Lektion bei, daß sie aus ihren Fehlern lernen kann und keine Schuldgefühle zu bekommen braucht, die ihr Problem nur verschlimmern. Vielleicht setzen ihre Freunde sie manchmal unter Druck, sich von Eis und Pommes frites verführen zu lassen. Erklären Sie ihr, daß es normal und verständlich ist, ab und zu über die Stränge zu schlagen. Ermutigen Sie sie, in solchen Fällen bald zu einer gesunden Ernährungsform zurückzukehren.

Wenn Sie und Ihre Tochter sich die folgenden Ratschläge zu Herzen nehmen, werden Sie beide in Zukunft Festlichkeiten ohne Angst vor den »Folgen« genießen können:

▷ Essen und trinken Sie *kleine Mengen* von allem, worauf Sie Lust haben. Füllen Sie Ihren Magen nicht mit Suppe und Salat, wenn Sie in Wirklichkeit Lust auf Fleisch haben. Essen Sie, bis Sie satt und zufrieden, aber nicht »randvoll« sind. Genießen Sie heute die Partyschlemmereien in kleinen Mengen, und nehmen Sie morgen Ihr Ernährungsprogramm wieder auf.

▷ Achten Sie aufmerksam auf Ihre Reaktionen auf Speisen, die Ihnen früher Probleme verursacht haben. Wenn Sie sie meiden, können Sie vielleicht auch verhindern, daß Sie sich unwohl fühlen. Falls sich negative Reaktionen einstellen, notieren Sie alles genau in Ihrem Tagebuch. Lesen Sie diese Aufzeichnungen vor Ihrem nächsten Partybesuch durch.

▷ Machen Sie besondere Anlässe rar: Feiern Sie ein Fest mit *einem* besonderen Menü oder *einer* Party, nicht mit mehreren. Legen Sie die Feier möglichst auf den Tag, an dem das Ereignis stattfindet.

▷ Lassen Sie sich von niemandem dazu überreden, mehr zu essen und zu trinken, als Sie selbst es gerade möchten. Erklären Sie Ihren Gästen oder Gastgebern, daß ihre Gesellschaft für Sie das Wichtigste an der Feier ist. Die Menschen machen ein Fest wirklich zu etwas Besonderem, nicht das Essen.

▷ Feiern Sie nicht immer nur mit einem üppigen Menü, sondern unternehmen Sie auch etwas zur Feier des Tages. Ein Spieleabend mit einem leichten Buffet, ein Theater- oder Kinobesuch, ein langer Spaziergang auf dem Land, ein Zoobesuch, ein Picknick im Park oder ein gemeinsames Sportmatch – Sie werden es wahrscheinlich nicht als einzige zu schätzen wissen, wenn sich nicht alles ausschließlich ums Essen dreht.

▷ Bieten Sie zu einem Festessen zusätzlich auch fettarme, leicht bekömmliche Speisen an. Beobachte Sie Ihre Gäste. Vielleicht steht Üppiges gar nicht so hoch im Kurs! Zeigen Sie sich und ihren Gästen, daß Ihnen die Gesundheit am Herzen liegt.

▷ Fragen Sie Ihre Tochter, wie sie einen besonderen Anlaß gern feiern möchte. Schlagen Sie ihren Freundinnen und Freunden gemeinsame Aktivitäten vor, und bieten Sie Speisen an, bei denen der Schwerpunkt nicht auf Süßem und Fettem liegt. Fangen Sie an, dem Essen etwas von seiner übergroßen Bedeutung zu nehmen, damit Ihre Tochter andere Erfahrungen machen kann als Sie selbst.

▷ Praktizieren Sie bei Partys und anderen Festen die Methode *besser als*:
  1. Von allem ein wenig zu kosten ist »besser, als« viel von allem zu essen.
  2. Ihren Ernährungsplan für eine einzige Mahlzeit zu sprengen ist »besser, als« den ganzen Tag lang zu schlemmen.

3. Einen ganzen Tag lang zu feiern ist »besser als« ein paar Tage lang.
4. Beim Feiern und auch danach zu den eigenen Entscheidungen zu stehen ist viel »besser, als« sich von Schuldgefühlen überwältigen zu lassen wie früher.

Einsamkeit statt Partystimmung?

Für manche Menschen sind Feste Zeiten der Einsamkeit, und sie essen zuviel, um ihre Isolation zu vergessen. Sie verlieren sich bei diesen Gelegenheiten im Genuß der Speisen und achten dabei weder auf das rechte Maß noch auf eine gesunde Wahl. Die daraus erwachsenden Schuldgefühle sind zusammen mit Einsamkeit der günstigste Nährboden für Depressionen.

Meine beste Freundin Valerie, die über eine Stunde entfernt in einer anderen Stadt wohnte, lud mich zu einer Party ein. Ich kannte nur wenige Gäste; viele hatten sich in kleinen Grüppchen abgesondert und redeten über Themen, zu denen ich nichts beitragen konnte. Ich ging von einer Gruppe zur anderen; keiner ließ sich durch mein Erscheinen im Gespräch unterbrechen. Ich hörte aufmerksam zu und versuchte, etwas zur Unterhaltung beizusteuern, aber es ergab sich keine Gelegenheit, mich einzubringen. Ich fühlte mich sehr isoliert.
Altbekannte Gefühle der Einsamkeit überkamen mich; ich fühlte mich mitten unter Menschen fehl am Platze, und in meiner Magengrube spürte ich wieder das wohlvertraute Loch. Früher hatte ich dieses Loch immer mit Essen gefüllt. Während ich aß, fühlte ich mich nicht mehr einsam, aber die Gefühle kehrten zurück, sobald der Magen voll war. Dann fühlte ich mich nicht mehr nur fehl am Platze und von allen verlassen, sondern mir war obendrein auch noch schlecht.
Ich hatte geplant, mir den weiten Heimweg zu ersparen und bei meiner Freundin zu übernachten, aber je länger ich blieb, desto unwohler fühlte ich mich. Ich war hin- und hergerissen, ob ich nun bleiben oder aufbrechen sollte. Unentschlossen hielt ich Ausschau nach Valerie und sah, daß sie sich köstlich amüsierte. So köstlich, daß sich überall schmutzige Teller stapelten, das Eis in den Champagnerkübeln geschmolzen war und die Platten auf dem Buffet allmählich etwas dürftig aussahen.
Anstatt Valerie zu sagen, daß man wohl ein bißchen aufräumen und auffüllen sollte, packte ich zu. Etwa eine Stunde lang sammelte ich Teller ein, wusch Besteck ab und richtete Häppchen an. Ich benahm mich so, als wäre ich vom Partyservice und hätte Spaß am Aufräumen. Es war für mich die einzige Möglichkeit, hierzubleiben und mich einigermaßen wohl zu fühlen. Sonst hätte ich mich nur in eine Ecke zurückziehen und essen können, aber diesen Fehler wollte ich nicht wieder begehen. Als ich fertig war, war die Party immer noch in vollem Gange. Sicher würde es noch lange dauern, bis die Gäste aufbrächen und ich im Wohnzimmer ein Lager aufschlagen könnte; deshalb sammelte ich meine Sachen

zusammen, verabschiedete mich freundlich und fuhr nach Hause, sehr zufrieden mit allen meinen Entscheidungen. Ich hatte die Situation und meine Handlungsmöglichkeiten analysiert und ich hatte mich entschieden, etwas anderes zu tun als zu essen.

Selbstmitleid oder Gefühle der Isolation sind kein guter Grund, Trost im Essen zu suchen – Sie haben sich doch vorgenommen, alte Gewohnheiten, die gegen Sie arbeiten zu ändern. Eine Alternative besteht darin, Ihre Gefühle der Trauer, Einsamkeit oder des Zorns zuzulassen und darüber nachzudenken, wie oft Sie sich in der Vergangenheit so gefühlt und Ihre Gefühle mit Essen überdeckt haben. Wenn Sie zu Ihren unangenehmen Gefühlen stehen, wird Ihnen vielleicht etwas anderes einfallen als zu essen, zum Beispiel einen Spaziergang zu machen oder eine Party etwas früher als geplant zu verlassen.

Was tun?

1. Taucht aus dem Gefühl der Einsamkeit heraus der Wunsch nach Essen auf, spüren Sie Ihren Gefühlen erst einmal gründlich nach und töten Sie sie nicht gleich mit Essen ab. Wo liegt ihr Anfang? Haben Sie als Kind gegessen, wenn Sie sich einsam und ausgeschlossen fühlten? Haben Sie sich nach dem Essen wohler und zugehöriger gefühlt oder immer noch als Außenseiter? Schreiben Sie darüber ein paar Abschnitte in Ihr Notizbuch.

2. Suchen Sie nach anderen Wegen, aus der Einsamkeit herauszukommen, als durch Essen. Knüpfen Sie auf einer Party ein Gespräch an: Stellen Sie irgend jemandem eine Frage zu seiner Person. Wenn das Gespräch versiegt, stellen Sie eine weitere Frage. Die meisten Menschen reden liebend gern über sich selbst. Halten Sie Ausschau, ob irgend etwas getan werden muß, und springen Sie ein. Meist wird Hilfe sehr geschätzt, und Sie haben etwas zu tun und fühlen sich dadurch vielleicht wohler und freier.

3. Falls Sie keine anderen Wahlmöglichkeiten haben, sollten Sie aufbrechen, sobald es geht, ohne die Gastgeber vor den Kopf zu stoßen. Schon allein das Bewußtsein, daß Sie nicht lange bleiben werden, kann die restliche Zeit für Sie erträglicher machen. Wenn Sie früh aufbrechen, brauchen Sie Ihr Unbehagen nicht mit Essen zu ersticken.

4. Zeigen Sie auch Ihrer Tochter diese Wahlmöglichkeiten, und lassen Sie sie wissen, daß auch Sie sich in manchen Situationen unwohl fühlen. Viele Menschen glauben, sie allein fühlten sich bei geselligen Anlässen einsam oder als Außenseiter.

Stehen Sie zu Ihrem neuen Ernährungsprogramm

Helga war zu einem Bankett für mehrere hundert Personen eingeladen, das in einem Drei-Sterne-Hotel stattfand. Sie saß mit zwölf anderen Gästen an einem Tisch und das Menü wurde von erstklassig geschultem Personal mit gekonnter Eleganz serviert. Helga ließ sich Röstkartoffeln und Brokkoli geben, aber sie fürchtete sich schon vor dem Moment, wenn das Roastbeef aufgetragen würde. Sie hatte seit zwanzig Jahren kein Fleisch mehr gegessen und auch nicht die Absicht, jetzt wieder damit anzufangen.

»Hätten Sie gern das Endstück oder ein Mittelstück, gnädige Frau?« wurde sie gefragt.

»Ich nehme nur die Petersilie«, versuchte sie witzig zu klingen. Der Kellner sah sie überrascht an. »Ich esse kein Fleisch«, erklärte Helga beiläufig – sie wollte keine Umstände machen.

»Hätten Sie gern einen Obstteller?« bot der Kellner beflissen an. Natürlich, das hätte sie gern. Ein paar Minuten später servierte er ihr das schönste Arrangement tropischer Früchte, das man sich vorstellen kann. Ein paar der anderen Frauen am Tisch warfen neidische Blicke auf ihren Teller.

»Das hätte ich auch bestellen sollen«, bemerkte eine von ihnen. »Das Roastbeef ist nicht so besonders.« Helga reichte Erdbeeren und Kiwis an ein paar andere Gäste weiter und genoß ihr Menü in vollen Zügen.

Falls Sie sich anders ernähren als Ihre Mitmenschen, fühlen Sie sich bei solchen Anlässen vielleicht erst einmal unbehaglich. Wenn Sie sich nun von den anderen allzu krass abgrenzen und beispielsweise sagen: »Oh Gott, nein, ich esse kein Fleisch, ich bin Vegetarierin« oder »Nein, das kann ich nicht essen, das strotzt ja vor Chemie!«, schaffen Sie zwischen sich und den anderen eine Distanz, die für alle unbehaglich ist. Bitten Sie statt dessen einfach freundlich um Speisen, die Sie mögen und vertragen, oder essen Sie unauffällig an dem, was Sie meiden wollen, vorbei.

Was tun?

1. Seien Sie nicht schüchtern, wenn es darum geht, Ihre Essenswünsche zu äußern. Die meisten Gastgeber und Restaurants sind hilfsbereit und erfüllen gerne Ihre Bitte. Keiner kann Gedanken lesen oder wissen, was Ihnen schmeckt, wenn Sie sich nicht äußern. Falls möglich, klären Sie schon vorher mit Ihren Freunden oder im Restaurant, ob für Sie akzeptable Speisen angeboten werden.

2. Es gibt viele einfache, unauffällige Möglichkeiten, wie Sie Ihren Eßstil behaupten können, ohne großen Wirbel um sich oder um Ihr Essen zu machen. Wenn Sie sich aus gesundheitlichen Gründen oder wegen Ihrer Gewichtsprobleme fettarm ernähren, alle anderen am Tisch aber Spaghetti mit Sahnesauce, dick gebuttertes Knoblauchbrot und üppige Desserts schlemmen, bitten Sie einfach um Tomantensauce zur Pasta und bestellen einen großen Salat dazu.

Verlieren Sie nicht viele Worte, wenn man Ihnen etwas anbietet, was Sie nicht essen können oder wollen. Sagen Sie einfach: »Nein danke, ein bißchen später vielleicht«, oder reichen Sie die Platte einfach wortlos an Ihre Nachbarn weiter. Wahrscheinlich fällt niemandem auf, daß Sie anders essen.

3. Essen Sie eine Kleinigkeit, bevor Sie ausgehen. Falls Sie sich kalorienarm ernähren oder einfach nicht zuviel essen wollen, können Sie so Ihrem Hunger die Spitze nehmen. Dann sind Sie in der Lage, auch bei beschränkten Wahlmöglichkeiten alles, was Sie gern möchten, in kleinen Mengen zu essen.

4. Nehmen Sie Ihre Tochter öfter ins Restaurant mit, und bitten Sie dann um eine bestimmte Zubereitung der Speisen, damit sie sehen kann, wie leicht es ist, seine Wünsche zu äußern. Sagen Sie ihr, wie peinlich Ihnen das früher gewesen ist, daß sich Ihr Selbstbewußtsein aber mit der Zeit verstärkt hat. Machen Sie ihr konkrete Vorschläge, wie sie mit ähnlichen Situationen umgehen kann.

24

Lernen, sich helfen zu lassen

Es ist höchste Zeit, daß Sie Ihre Bedürfnisse nicht mehr verleugnen, Ihre Schuldgefühle ablegen, sich die nötige Unterstützung holen und ein neues Eßverhalten lernen. Hätte Ihnen Ihre Mutter ein anderes Verhalten beigebracht, wäre Ihre Einstellung zum Essen heute wahrscheinlich anders. Aber Ihre Mutter konnte Ihnen nichts anderes beibringen. Sie war eine Gefangene ihrer eigenen Gewohnheiten und sich dessen ihr ganzes Leben lang wahrscheinlich weniger bewußt, als Sie es heute sind; sie hat aber sicher ihr Bestes gegeben. Sie war nicht in der Lage, ihre eigenen psychischen Probleme zu erkennen und zu lösen, geschweige denn Ihre. Sie wußte nicht, daß es möglicherweise physiologische Gründe für Eßstörungen gibt. Früher wußten Sie das vielleicht auch nicht.

Heute haben Sie ein neues Bewußtsein, und Sie können alte Irrtümer und Mißverständnisse über Bord werfen. Sie brauchen Essen nicht mehr als Form der Strafe einzusetzen, und Sie können Ihre neu erworbenen Gewohnheiten an Ihre Tochter weitergeben. Was Sie jetzt dringend nötig haben, ist Verständnis und Liebe, nicht Bestrafung. Sie haben sich Ihr Leben lang genug bestraft.

Selbstverachtung muß liebevollem Verständnis Platz machen. Das Kind in Ihnen ist vielleicht in einer Familie aufgewachsen, in der es nicht die Liebe bekam, die es brauchte. Es wurde nicht immer mit Verständnis und Achtung behandelt. Aber damit stehen Sie nicht allein da, und Ihre Familie unterschied sich nicht von vielen anderen. Wenige von uns haben eine Kindheit wie aus dem Bilderbuch erlebt. Sie können die Erfahrungen Ihrer Kindheit niemals rückgängig machen, aber jetzt können Sie sich selbst einiges von dem geben, was Sie brauchen, und sich Unterstützung von anderen holen.

Vielleicht hat Ihre Mutter keine ausgewogenen Mahlzeiten für Sie gekocht, als Sie klein waren, oder hat Ihnen das Kochen nicht beigebracht, aber die Mutter in Ihnen kann lernen, einfache Mahlzeiten zuzubereiten und gut für

Sie zu sorgen. Wer aus Liebe anderen etwas geben kann, empfindet darüber tiefe Befriedigung. Sie können sich selbst eine Freude machen, gleichzeitig Gebende und Empfangende zu sein, ein Geschenk, das Sie an Ihre Tochter weiterreichen und damit die Kette der Eßzwänge sprengen, die generationslang Ihre Familie prägte.

Wenn Sie Hilfe von außen suchen, sollten Sie Ihre Tochter ermutigen, sich Ihnen anzuschließen. Vielleicht wird es ihr leichter fallen, gemeinsam mit Ihnen eine Selbsthilfegruppe oder einen Therapeuten aufzusuchen, als es allein zu tun. Sicher haben Sie beide etliche Eßprobleme gemeinsam und werden wahrscheinlich von gemeinsamen Anstrengungen profitieren.

Ihr bester Freund sind Sie selbst

Ihre beste Freundin kennt Sie gründlich. Sie weiß, daß Sie nicht vollkommen sind, aber das macht ihr nichts aus. Sie hält zu Ihnen, wenn Sie ein psychisches Tief haben, und bietet Ihnen Trost und Verständnis an. Sie schätzt Sie und liebt Sie, egal, was Sie tun oder sagen, auch wenn sie sich ab und zu über Sie aufregt oder ärgert. Sie ist weder blind noch dumm; ihre Beobachtungen sind weder wertlos noch falsch. Sie schaut in Sie hinein und erkennt Ihr Innerstes. Wenn Ihre beste Freundin sehen kann, wer Sie wirklich sind, und Sie mit bedingungsloser Liebe annimmt, warum fällt es Ihnen dann so schwer, das gleiche für sich selbst zu tun?

Sehen Sie sich mit den Augen Ihrer besten Freundin, und erkennen Sie Ihre liebenswerten Seiten. Akzeptieren Sie sie als Teil von sich, und benutzen Sie sie dazu, um sich weiterzuentwickeln. Geben Sie die Fähigkeit, sich selbst zu lieben und sich in kleinen Schritten von falschen Eßgewohnheiten zu befreien, durch Ihr Vorbild an Ihre Tochter weiter. Der Weg aus einem Problem führt immer mitten durch dieses Problem, nie daran vorbei.

Was tun?

1. Fragen Sie Ihre beste Freundin, welche Eigenschaften Sie an Ihnen schätzt und warum, damit auch sie endlich sehen, was Sie immer übersehen haben. Notieren Sie diese Eigenschaften in Ihrem Tagebuch, und gehen Sie sie der Reihe nach durch. Wann haben Sie das letzte Mal über Ihre *positiven* Eigenschaften nachgedacht? Wann haben Sie diese

Eigenschaften Ihrer Freundin offenbart? Oder jemand anderem? Wann haben Sie sich selbst diese Eigenschaften zugute kommen lassen?

Beginnen Sie bewußt, sich selbst Ihr Bestes zu geben. Wenn Ihre Freundin Sie als großzügig betrachtet, weil Sie sich Zeit für andere Menschen nehmen, nehmen Sie sich ab sofort auch Zeit für sich selbst. Wenn Sie sie als fürsorglich einstuft, dann sorgen Sie auch liebevoll für sich selbst. Wenn Sie Ihren Sinn für Humor schätzt, dann seien Sie auch mit sich selbst nicht so streng.

2. Laden Sie sich selbst zu einem Abendessen ein, das Sie sonst nur für gute Freunde zubereiten würden. Es kann eine einfache Mahlzeit oder ein ausgefallenes Menü sein, aber mit allem Drum und Dran, für das Sie sich normalerweise nur für einen anderen Menschen Zeit nehmen. Das bedeutet vielleicht, ein ausgefallenes Gewürz für ein kompliziertes Gericht zu besorgen. Oder es kann bedeuten, den Tisch mit Blumen zu schmücken, eine Kerze anzuzünden und schönes Geschirr aufzudecken.

Machen Sie sich beim Kochen und Tischdecken bewußt, daß Sie das alles für den wichtigsten Menschen in Ihrem Leben tun: für Sie selbst. Achten Sie darauf, wie Sie sich innerlich fühlen, wenn Sie diese Liebesgabe annehmen. Wenn Sie sich unwohl fühlen, wiederholen Sie diese Übung einmal in der Woche, bis Sie sich gern selbst verwöhnen.

3. Nehmen Sie sich die Zeit, darüber nachzudenken, was Sie in der kommenden Woche essen werden. Planen Sie voraus, damit sie sich unbeschwert und zufrieden fühlen. Kochen Sie jede Woche ein Gericht in größeren Mengen, und frieren Sie kleine Portionen für solche Tage ein, an denen sie keine Zeit zum Kochen haben. Geben Sie sich für sich selbst soviel Mühe wie für jemand anderen, den Sie lieben.

4. Sprechen Sie mit Ihrer Tochter über ihre besten Eigenschaften, und gehen Sie ausführlich auf jede einzelne ein. Geben Sie ihr Beispiele, die sie als Anhaltspunkte für ihre eigene Weiterentwicklung benutzen kann. Vielleicht sagen Sie: »Was ich an dir so mag, ist . . ., wie damals, als . . .«. Helfen Sie ihr, die beste Freundin in ihrem Inneren zu erkennen, die vielleicht tief unter Zweifeln und Selbstkritik begraben ist. Helfen Sie ihr, die Fähigkeit der Selbstliebe zu entwickeln: Zeigen Sie ihr, wie Sie sie mit den Augen der Liebe sehen, damit sie sich selbst klarer erkennen kann.

Selbsthilfegruppen: Freunde, die Sie noch nicht kennen

Ihr Verhalten hat seine Wurzeln in Ihrer Kindheit, als Sie die Menschen in Ihrer Umgebung, mit denen Sie ständig in Kontakt waren, beobachteten. Diese Menschen haben Ihre Gewohnheiten akzeptiert, vielleicht teilen sie auch einige mit Ihnen. Wenn enge Freunde oder Angehörige Sie bei der Arbeit an Ihren Eßstörungen psychisch unterstützen können, akzeptieren Sie diese Hilfe wie ein kleines Wunder. Erwarten dürfen Sie diese Hilfe aber nicht.

Wenn Sie glauben, niemand könne verstehen, was Sie durchgemacht haben und wie Sie sich fühlen, wenn Sie mit Ihren guten Vorsätzen nicht weiterkommen, wenn Sie jemand brauchen, der mit Ihnen zu jeder Tages- und Nachtzeit redet, dann suchen Sie Menschen, die am selben Problem arbeiten wie Sie. Sie finden sie in Selbsthilfegruppen für Eßstörungen, von denen es inzwischen mehrere gibt (siehe *Wichtige Adressen,* Seite 183). Erkundigen Sie sich auch bei Selbsthilfezentren und Institutionen für Erwachsenenbildung wie der Volkshochschule nach geeigneten Gruppen.

Gisela fühlte sich elend. Sie hatte gerade ihr juristisches Staatsexamen bestanden und eine Anstellung in einer Anwaltskanzlei bekommen, aber anstatt darüber zu jubeln, weinte sie sich jede Nacht in den Schlaf. Jahrelang hatte sie keinen Sport getrieben, sondern alle Kräfte auf das Studium konzentriert; Streß und Ängste hatte sie durch Essen erstickt. Jetzt erkannte sie ihren eigenen Körper nicht mehr: Von schlanken 59 Kilo war ihr Gewicht auf gut 90 Kilo geklettert.
Der Blick in den Spiegel machte sie hilflos und deprimiert. Jeden Tag nahm sie sich fest vor, bei ihrer Diät zu bleiben, und jedesmal versagte sie. Zu diesen Problemen kamen noch Verbitterung und Streitereien in der Beziehung zu ihrem Partner. Gisela hatte einen guten Job, aber sonst klappte nichts in ihrem Leben, und über ihr Eßverhalten hatte sie überhaupt keine Kontrolle mehr. Eines Morgens legte sie einen Schwur ab: »Ich werde alles tun, wirklich alles, um endlich damit aufzuhören, mich selbst zu zerstören.«
Gisela wußte nicht, an wen sie sich wenden sollte. Sie blätterte im Telefonbuch und rief eine Familienberatungsstelle an, die sie an einige Selbsthilfegruppen verwies. Gisela war ihr Leben lang eine schüchterne Einzelgängerin gewesen und hatte es immer vermieden, sich einer Gruppe anzuschließen. Das letzte auf der Welt, was sie sich vorstellen konnte, war, vor wildfremden Leuten über ihre Probleme zu reden. Aber »alles tun« hieß, daß sie es auch mit einer Gruppe versuchen mußte, und es kam der Abend, an dem Gisela zu ihrem ersten Gruppentreffen ging.
Sie betrat einen großen Raum voller Frauen, die sich angeregt miteinander

unterhielten, und schaute sich um. Sie entdeckte keine einzige Person, mit der sie sich hätte identifizieren können. Gisela trug noch ihr strenges Kostüm, weil sie direkt vom Gericht gekommen war, und hob sich stark von den anderen Frauen in meist lässiger Kleidung ab. Sie wollte am liebsten wieder hinausgehen, gab sich dann aber einen Ruck: »Ziehen Sie keine voreiligen Schlüsse, Frau Rechtsanwältin! Sammeln Sie erst weitere Informationen – die Dinge liegen nicht immer so, wie es zunächst aussieht.«

Niemand begrüßte sie oder hob den Blick, als sie sich im Hintergrund setzte und auf den Beginn der Sitzung wartete. Als die Neuankömmlinge gebeten wurden, sich zu erheben und vorzustellen, nahm Gisela ihren ganzen Mut zusammen und sagte kurz, daß sie die Kontrolle über das Essen verloren hätte und Hilfe bräuchte. Im weiteren Verlauf des Abends beklagten sich einige Frauen, daß das Programm bei ihnen nicht zu wirken schiene. Sie litten ständig an Hungergefühlen und könnten die Diät nicht durchhalten. Keiner sprach ihnen Mut zu oder bot Lösungen an. Die ganze Sitzung war ein einziges Gejammer. Die Frauen, die mit Gisela sprachen, klangen entmutigt und fühlten sich als Versager, und als sie die Sitzung verließ, war sie sehr enttäuscht. Am nächsten Abend ging sie zu einer anderen Gruppe.

War die erste Gruppe schon groß gewesen, so war die zweite riesig, und Gisela konnte sich vor einer aktiven Teilnahme drücken. Sie saß im hintersten Eck und sprach mit keinem Menschen ein Wort. Nach der Sitzung bildeten sich kleine Grüppchen, in denen eifrig geredet wurde. Alle schienen untereinander befreundet zu sein, niemand machte Anstalten, auf Gisela zuzugehen.

Obwohl Gisela die Sitzungen dieser Gruppe regelmäßig besuchte, kehrte sie jeden Abend ohne sich zu Wort gemeldet zu haben und mit einem Gefühl innerer Leere nach Hause zurück. Nach dem zehnten Treffen gab sie zwar diese Gruppe aber nicht die Suche auf.

Nach mehreren Monaten fand Gisela eine kleine, gut strukturierte Selbsthilfegruppe mit engagierten, hilfsbereiten Frauen. Hier konnte sie erstmals ungezwungen über ihre Gefühle sprechen. In dieser Gruppe schaffte es Gisela, an einem Zwölf-Punkte-Programm zur Überwindung ihres falschen Eßverhaltens zu arbeiten. Nach fast einem Jahr Gruppenarbeit hat Gisela jetzt nur noch fünf Pfund Übergewicht. Wichtiger noch: Sie hat Freunde gefunden, die ihr zuhören und sie ermutigen. Sie hatte nicht aufgegeben, bis sie eine Gruppe fand, in der sie sich wohl fühlte und an sich arbeiten konnte.

Falls Sie keine spezielle Gruppe für Eßstörungen in Ihrer Nähe finden, ist es vielleicht einen Versuch wert, erst einmal zu einer anderen Gruppe zu gehen, die sich etwa mit Suchthilfe oder Familientherapie befaßt. Möglicherweise fühlen Sie sich auch dort mit Ihren Bedürfnissen gut aufgehoben; Sie werden überrascht sein, auf wie viele Menschen mit Eßstörungen Sie stoßen werden. Falls nicht, geben Sie nicht auf. Suchen Sie wie Gisela so lange, bis Sie die Gruppe gefunden haben, die Ihnen die nötige Hilfe geben kann.

Falls keine dieser Gruppen für Sie erreichbar ist, wenden Sie sich an die *Anonymen Alkoholiker* (AA), deren Nummer im Telefonbuch steht. Nehmen Sie einfach an irgendeinem Selbsthilfeprogramm teil. Die Wahrscheinlichkeit ist groß, daß es in jeder dieser Gruppen einen oder mehrere Teilnehmer gibt, die wie Sie Probleme mit dem Eßverhalten haben. Oft können Sie auch Hinweise auf andere Gruppen erhalten.

Außer Selbsthilfegruppen gibt es von Therapeuten geleitete Gruppen für Eßstörungen, in denen Menschen Ihnen zuhören und das Gefühl geben, mit Ihrem Problem nicht allein dazustehen. Fragen Sie einen Therapeuten in Ihrer Nähe, ob er Sie über Therapiegruppen informieren kann, die Ihren Bedürfnissen entsprechen. Wenn Sie sich ein bißchen anstrengen und hartnäckig bleiben, werden sie eine geeignete Gruppe finden.

Was tun?

1. Suchen Sie nach einer Gruppe, die sich auf den Heilungsprozeß konzentriert und nicht im Negativen steckenbleibt. In manchen Gruppen sprechen die Teilnehmer über die Anstrengungen, die sie unternehmen und was ihnen hilft. In manchen Gruppen wird leider überwiegend gejammert. Bereits nach einer Sitzung sollten Sie sich verstanden, inspiriert und voller Hoffnung fühlen. Falls Sie nach mehreren Sitzungen deprimiert oder entmutigt sind, suchen Sie sich besser eine andere Gruppe.

2. Auch wenn es Ihnen anfangs schwerfällt, sollten Sie den anderen Gruppenteilnehmern möglichst viel von sich selbst mitteilen. Genau wie Sie sich mit dem identifizieren, was andere bewegt, werden sich andere mit Ihren Problemen identifizieren und Ihnen Verständnis entgegenbringen. Ein verborgenes Problem läßt sich nicht anpacken; wenn Sie sich in Ihr Schneckenhaus zurückziehen, werden Sie keine Unterstützung bekommen. Die meisten Menschen in Selbsthilfegruppen oder anderen Therapiegruppen wollen nicht nur an sich selbst arbeiten, sondern engagieren sich aus Dankbarkeit für die empfangene Hilfe auch für andere. Diese Gruppen funktionieren, weil alle Anteil aneinander nehmen. Gehören Sie zu den Erfolgreichen, und tun Sie alles, was Sie können, um sich selbst und anderen zu helfen.

Nicht jeder in jeder Gruppe wird auf Sie zugehen oder Sie unterstützen. Manche Menschen fühlen sich in eine ausweglose Situation verstrickt. Zeigen Sie Ihre Anteilnahme, wenn jemand isoliert und verschlossen wirkt, und versuchen Sie, ihm ein bißchen Auftrieb zu geben. Vielleicht ist das alles, was er braucht, um den Weg zur Heilung zu finden. Geben Sie anderen die Liebe und das Verständnis, die Sie selbst empfangen möchten.

3. Falls Ihre Selbsthilfegruppe ein Programm aufgestellt hat, arbeiten Sie sich durch alle Punkte durch. Solche Programme zielen auf konkrete Hilfsmaßnahmen ab und haben sich bewährt. Es genügt nicht, von hilfreichen Menschen umgeben zu sein. Es genügt nicht, ein neues Bewußtsein zu entwickeln. Wenn Sie auf Schwierigkeiten stoßen, reden Sie darüber. Wenn Sie erkennen, daß Sie nicht allein dastehen und Ihr Problem nicht einzigartig auf der Welt ist, werden Sie weiterkommen.

Ärztliche Beratung in Ernährungsfragen

Die Ursache macher Eßprobleme kann in einem gestörten Stoffwechsel liegen. Möglicherweise haben Sie nach der Lektüre dieses Buches den Eindruck, Sie hätten auf diesem Gebiet Hilfe nötig, und wollen sich an ausgebildete Fachleute wenden.
Ernährungsberatung ist Sache des Arztes; allerdings sind nicht alle Ärzte gleichermaßen an diesem Aspekt interessiert oder dafür geschult. Oft gehen Ärzte, die mit naturheilkundlichen Methoden arbeiten, besonders auf Ernährungsfragen ein. Erkundigen Sie sich auch bei Ihrer Krankenkasse.

Worauf Sie achten sollten

1. Hat Ihr Arzt Erfahrung mit Patienten, die an Eßstörungen leiden?

2. Sieht er jeden Patienten als Individuum und geht er sowohl in seiner persönlichen Art als auch mit seinen Methoden auf Ihre spezifischen Bedürfnisse ein (gründliche Fallaufnahme, Bluttests etc.)?

3. Erklärt er Ihnen auf verständliche Weise Ihre Stoffwechselstörungen? Zeigt er Ihnen, wie Sie Ihr biochemisches Gleichgewicht in erster Linie durch geeignete Nahrungsmittel und in zweiter Linie durch Nährstoffpräparate wiederherstellen können? Er sollte in der Lage sein, Ihnen wissenschaftliche Belege für seine Empfehlungen zu nennen.

4. Bezieht er Ihren Lebensstil und Ihre Eßvorlieben in seine Überlegungen mit ein und beteiligt Sie bei der Planung Ihres Ernährungsprogramms?

5. Hört er Ihnen aufmerksam zu und beantwortet alle Ihre Fragen zu Ihrer Zufriedenheit?

Einen Therapeuten finden

Vielleicht wollen Sie trotz der Unterstützung, die Sie in sich selbst, bei Freunden oder in einer Gruppe finden, mit einem ausgebildeten Therapeuten arbeiten. Sich nach zusätzlicher Hilfe und fachlicher Unterstützung umzusehen ist ein Zeichen von Stärke, nicht von Schwäche. Sie sind nicht auf dieser Welt, um Ihren Weg allein durchs Leben zu gehen, sondern um Ihr Leben mit anderen Menschen zu teilen und aus der Auseinandersetzung mit ihnen zu lernen. Die objektive Sicht und Sachkenntnis eines professionellen Therapeuten, der Erfahrungen mit Eßstörungen hat, kann bei der Verarbeitung Ihrer Probleme eine wertvolle Hilfe sein. Nicht jeder wird sich zu einer Einzel- oder Gruppentherapie entschließen, um an sich zu arbeiten. Doch vielleicht spielen Sie mit dem Gedanken und wissen nicht so recht, wie Sie einen geeigneten Therapeuten finden können.

Wo suchen?

Fragen Sie erst Ihre Bekannten oder Ärzte, denen Sie vertrauen, nach persönlichen Empfehlungen. Sie brauchen dabei nicht im einzelnen zu erklären, warum Sie einen Therapeuten aufsuchen möchten; sagen Sie einfach, Sie suchen nach jemandem, mit dem Sie reden können. Wenn Sie auf diese Weise niemanden finden, rufen Sie eine psychologische Beratungsstelle an, zum Beispiel den *Psychosozialen Dienst,* dessen Nummer im Telefonbuch steht. Dort wird man Ihnen weiterhelfen.

Ein weiterer Schritt wäre, Kontakt mit einer Klinik aufzunehmen, in der Eßstörungen behandelt werden (siehe *Wichtige Adressen,* Seite 183). Auch dort wird man Ihnen geeignete Therapeuten empfehlen können. Außerdem können Sie Teilnehmer aus Selbsthilfegruppen fragen.

Welche Fragen Sie stellen sollten

Um herauszufinden, ob ein Therapeut der Richtige für Sie ist, können die folgenden beiden Fragen wichtig sein:

1. *Haben Sie Erfahrung mit meinem besonderen Problem?*   Wenn irgend möglich, sollte Ihr Therapeut Erfahrung mit Patienten haben, die an

Eßstörungen leiden. Eine Alternative wäre ein Therapeut, der Erfahrung mit zwanghaftem Verhalten anderer Art hat, zum Beispiel mit Drogenmißbrauch oder sonstigem Suchtverhalten. Ein mit Eßstörungen vertrauter Therapeut wird allerdings meist schneller an die Kernprobleme Ihrer Eßzwänge herankommen.

2. *Welche Qualifikationen haben Sie?* Anerkannte Ausbildungsinstitute haben alle Psychiater und Diplompsychologen absolviert, die eine Kassenzulassung haben. Nicht alle von der Kasse zugelassenen Therapeuten sind unbedingt gut, was auch für Ärzte oder andere Berufe in diesem Bereich gilt. Doch durch ihre Ausbildung haben sie bestimmte Fähigkeiten erworben, die den meisten Beratern ohne solchen Hintergrund fehlen. Jeder gute Therapeut hat darüber hinaus Verbindung zu Ärzten, die entsprechende Medikamente verschreiben können.

Ein guter Griff – oder ein Fehlgriff?

Wie Sie mit einem Therapeuten arbeiten, ist wichtiger als alle Fragen, die Sie stellen könnten, und nach ein bis zwei Sitzungen werden Sie wissen, ob Sie an der richtigen Adresse sind – wenigstens für den Moment. Es lohnt sich, etwas Zeit und Geld in ein paar Sitzungen zu investieren.

Manche Therapeuten gewähren die erste Sitzung kostenlos oder zu einem ermäßigten Preis oder unterhalten sich kurz mit Ihnen am Telefon, damit beide Seiten einen ersten Eindruck gewinnen. Andere sind dazu nicht bereit. Falls nötig, müssen Sie mehrere Therapeuten »testen«. Gehen Sie allen Empfehlungen auf den Grund, vor allem, wenn sie von Leuten stammen, deren Meinungen Sie schätzen. Machen Sie Ihre Entscheidung nicht davon abhängig, ob das erste Gespräch kostenlos ist oder nicht. Stellen Sie Fragen, und achten Sie auf Ihre Gefühle.

Sie müssen sich bei Ihrem Therapeuten sicher aufgehoben fühlen und seinen Kenntnissen und Äußerungen von Grund auf vertrauen können. Ein guter Therapeut kann zuhören, geht auf das ein, was Sie sagen, und weiß, wie er Fragen beantwortet. Sie haben ein Recht dazu, über alles Fragen zu stellen, was Sie beschäftigt, und sollten auf Ihre Fragen auch direkte Antworten bekommen.

»Wie lange wird meine Therapie dauern?« Das ist eine schwierige Frage für einen Therapeuten, die nicht genau beantwortet werden kann, aber jeder Therapeut sollte Ihnen zumindest eine grobe Vorstellung davon vermitteln können. Manche Therapeuten arbeiten langfristig, während andere sich mehr auf kurzfristige Krisenintervention spezialisieren; viele liegen dazwischen. Nach ein bis zwei Sitzungen sollten Sie wissen, ob Ihnen Ihr Therapeut sowohl fachlich wie auch menschlich zusagt.

Sich wohl fühlen – aber nicht zu wohl

Sie müssen bei einer Therapie immer ein Gefühl der Sicherheit haben, aber Sie brauchen sich nicht immer rundum behaglich zu fühlen. Das sollten Sie nicht einmal. Früher haben Sie Essen dazu mißbraucht, um sich wohl zu fühlen, und wenn Sie Ihre Gewohnheiten ändern und Ihren Problemen ins Gesicht sehen, werden Sie sich manchmal unwohl fühlen. Ihr Therapeut kann Ihnen dieses Gefühl erklären und Vorschläge machen, wie Sie damit umgehen können.

Wenn Sie sich in Ihrer Therapie immer nur wohl fühlen, machen Sie vielleicht keine Fortschritte. Vollziehen Sie nach, was sich abspielt, damit Sie sichergehen können, Ihre wertvolle Zeit gut zu nutzen. Sprechen Sie mit Ihrem Therapeuten über Ihre Fortschritte. Von Zeit zu Zeit ist eine Art Bestandsaufnahme gut, auf die Sie sich mit Ihrem Therapeuten einigen können.

Wenn Ihnen etwas an der Art nicht behagt, wie Ihr Therapeut mit einem bestimmten Problem umgeht, dann kommen Sie unbedingt darauf zu sprechen. Wie an ein Problem herangegangen wird, ist wichtig für Ihre Entwicklung und Ihre Entscheidungen. Brechen Sie die Therapie nicht einfach ab, oder schieben Sie Ihre Probleme beiseite, weil Sie sich unwohl oder unzufrieden fühlen. Blicken Sie auftauchenden Problemen ins Auge. Wenn Sie sich irgendwann während der Therapie unwohl fühlen, dann reden Sie darüber. Es kann verschiedene Gründe dafür geben. Ein guter Therapeut wird immer bereit sein, gemeinsam mit Ihnen nach den Ursachen zu suchen.

Vielleicht scheuen Sie sich vor offenen Auseinandersetzungen, vor allem mit Autoritätspersonen, aber Sie sollten wissen, daß einem guten Therapeuten solche Auseinandersetzungen nichts ausmachen dürfen.

Eine Therapie dauert nicht ewig. Sie kann Ihnen helfen, sich über Hindernisse in Ihrem Leben klarer zu werden und sie kann Ihnen die Mittel geben, die Sie brauchen, um weiterzukommen. Das Ziel eines guten Therapeuten ist es, sich selbst überflüssig zu machen. Verantwortlich für Ihr Leben sind Sie selbst, und Sie sind auch verantwortlich dafür, Ihrer Tochter eine Orientierung zu geben, bis sie selbst die Verantwortung für ihr Leben übernehmen kann.

Die Hilfe, die Sie brauchen, finden Sie in Ihrer Umgebung und in sich selbst. Nutzen Sie alle verfügbaren Kräfte, damit Sie Ihre Probleme überwinden; dann werden Sie gesund und glücklich sein. Geben Sie nie auf, bis Sie Ihr Ziel erreichen und die Kraft haben, dort zu bleiben. Lehren Sie Ihre Tochter – erst durch Ihr eigenes Beispiel, dann durch Erklärungen –, dasselbe zu tun. Dann wird sie eines Tages auf ihre Kindheit zurückblicken können und sagen: Ich hab's geschafft – mit Hilfe meiner Mutter.

Weiterführende Literatur

Affirmationen, Visualisierung (Imagination), Meditation

Hay, Louise L.: Erkenne deine Möglichkeiten – lebe jetzt! mvg-Verlag, 1990 (Kompaktkassette mit Textheft)

–: Gesundheit für Körper und Seele: Wie Sie durch mentales Training Ihre Gesundheit erhalten und Krankheiten heilen. Heyne, 1989

–: Heile Dein Leben. Arbeitsbuch mit Toncassette. mvg-Verlag, 1989

–: Liebe und Verständnis für Dich selbst. Arbeitsbuch mit Toncassette. mvg-Verlag, 1989

–: Die Macht der geistigen Heilung. Arbeitsbuch mit Toncassette. mvg-Verlag, 1989

Lazarus, Arnold: Innenbilder. Imagination in der Therapie und als *Selbsthilfe*. Pfeiffer, 1980

Chopra, Dr. Deepak: Gesundsein aus eigener Kraft. Mit Ayurveda zu neuem Denken über Krankheit und Gesundheit. BLV, 1989

Bewegung und Fitness

Bailey, Covert: Fit oder fett? Habegger, 1987

Cooper, Dr. Kenneth H.: Dr. Coopers Gesundheitsprogramm. Bewegung, Ernährung, Seelisches Gleichgewicht. Droemer Knaur, 1984

Sternad, Dagmar: Tag für Tag topfit. Das 3-Sterne-Programm mit Fitnesstest. BLV, 1989

Ernährung und Gesundheit

Orbach, Susie: Anti-Diätbuch. Über die Psychologie der Dickleibigkeit, die Ursachen der Eßsucht. Frauenoffensive, 1979

Pfeiffer, Carl C.: Nährstoff-Therapie bei psychischen Störungen. Haug, 1989

Mandell, Marshall und Davis, Adelle: Wir wollen gesunde Kinder. Ein Ernährungsratgeber für Mütter und ihre Kinder. Deutscher Bücherbund, 1986

Stuber, Hedwig Maria: Ich helf dir kochen. BLV, 1990

Nahrungsmittelallergien und Rotationsdiät

Coca, Arthur F.: Der Puls-Test. Hyperion, 1985

Poschet, Jutta/Juchheim, Dr. med. Jürgen K.: Immun-Diät. Rezepte für das Ernährungsprogramm zur Stärkung des Immunsystems. BLV, 1989

Poschet, Jutta/Juchheim, Dr. med. Jürgen K.: Allergie. Schritt für Schritt aus der Allergie mit dem neuen biologischen Programm. BLV, 1990

Wichtige Adressen

Selbsthilfegruppen

Overeaters Anonymous (OA)
Eß-, Brech-, Mager-süchtige
Postfach 106 206
2800 Bremen

Kontaktstelle EA
Deutschland
Hohenheimer Str. 75
7000 Stuttgart 70

Aktionskreis Eß- und Magersucht
»Cinderella« e. V.
Westendstr. 35
8000 München 2

Dick & Dünn
Beratung bei Ess-
Störungen e. V.
(Ess-Sucht, Bulimie,
Mager-Sucht)
Innsbrucker Str. 42
1000 Berlin 62

Frankfurter Zentrum für Eßstörungen e. V.
Hansaallee 18
6000 Frankfurt/M. 1

Therapiekliniken bei Eßstörungen

Fachklinik St. Vitus-Stift
(Fachklinik für sucht-kranke Frauen)
Ahlhorner Str. 32
2849 Visbek

Psychosomatische Fach-klinik
Kurbrunnenstr. 12
6702 Bad Dürkheim

Psychosomatische Klinik
Dr. Michael Oppl
Kurpromenade
7506 Bad Herrenalb

Sierra Tucson Klinik
Bernrieder Hof
Chefarzt Dr. Horst Ess-linger
8100 Garmisch-Parten-kirchen

Psychosomatische Klinik
Dr. med. Konrad Stauss
8944 Gronenbach

Hochgrat-Klinik-Wolfs-ried
Psychotherapie und
Naturheilverfahren
Dr. med. Rudolf Mraz
8999 Stiefenhofen

Medizinisch-Psycho-somatische Klinik
Prof. Dr. Manfred
Fichter
8210 Prien

Psychosomatische Klinik
GmbH & Co
Oberarzt Dr. W. Reim
Schützenstr. 16
8911 Windach/Ammer-see

Weight Watchers

Schloßstraße 50
1000 Berlin-Steglitz

Lerchenfeld 14
2000 Hamburg-Uhlen-horst

Pieperstraße 7
2800 Bremen 1

Odeonstraße 3
3000 Hannover

Bismarckstraße 96
4000 Düsseldorf

Porschekanzel 2–4
4300 Essen

Möserstraße 68
4500 Osnabrück

Poststraße 15–23
5000 Köln

Am Salzhaus 4
6000 Frankfurt a. M.

Köllestraße 32
7500 Karlsruhe

Morlautererstraße 84
6750 Kaiserslautern

Reinsburgstraße 11
7000 Stuttgart

St.-Paul-Straße 9
8000 München 2

Königstraße 39
8500 Nürnberg

Register

Gesundheit – sie liegt in Ihrer Hand

Dr. med. Berndt R. Birkner/
Dr. med Georg Hoffmann
**Das Blut – Steckbrief
unserer Gesundheit**
Aufgaben im Körper,
Barometer für Gesundheit und
Krankheit

Manfred Bocksch
**Natürlich heilen und
behandeln**
Praktische Naturheilkunde für
jeden. Wasseranwendung,
Heilpflanzen, Homöopathie,
Akupressur

Bärbel Bürner
**Meine Eltern werden alt -
was tun?**
Der praktische Helfer für
Umgang, Fürsorge und Pflege

Dr. Deepak Chopra
Gesundsein aus eigener Kraft
Mit Ayurveda zu einem neuen
Denken über Krankheit und
Gesundheit

Rotraud Degner
Diät-Ratgeber für Diabetiker
mit 264 Rezepten

Rotraud Degner
**Kochbuch für Leber- und
Gallendiät**
Über 220 ausführliche Rezepte,
viele Speisepläne, Fettberech-
nungs- und eine Nährwert-
tabelle.

Kathrin Fuchs
**Meine Mutter -
meine Pfunde**
Eßzwänge und Erziehung

Dr. med. Hermann Geesing
Die Geheimnisse des
gesunden Lebens
Gegen Viren wehren
Nur Ihr Körper kann es –
so helfen Sie ihm dabei

Robert Haas
Dr. Haas Top-Diät
für Erfolg und persönliche
Bestleistung

Robert Haas
Die Dr. Haas Leistungsdiät
für Sport, Gesundheit und
Fitness

Dr. Robert P. Heaney/
M. Janet Barger-Lux
Calcium
Calciummangel beheben
Wie wir der Gefahr von
Osteoporose entgehen können

Dr. med. J. K. Juchheim/
Jutta Poschet
Immun
Das Ernährungsprogramm zur
Stärkung des Immunsystems

Monika Kellermann
**Diät-Ratgeber bei
Bluthochdruck und
erhöhten Blutfetten**
Kochsalz-, cholesterin- und
energiereduzierte Diät

Monika Kellermann
**Diät-Ratgeber bei Magen-
und Darmerkrankungen**

Richard Mabey/Michael
McIntyre/Pamela Michael/
Gail Duff/John Stevens
**Das neue BLV Buch
der Kräuter**
Gesundheit, Ernährung,
Schönheit

Katja Martin
**So ernährt man Kinder
richtig**
Vom Säugling bis zum
Schulkind

Prof. Dr. med. Peter Mathes
Ratgeber Herzinfarkt
Vorbeugung und Früherken-
nung, Behandlung, Nachsorge,
Rehabilitation

Maureen Mylander
Der vitale Mann
Das umfassende Gesundheits-
buch für Männer und ihre
Frauen

Dr. med. Karl J. Pflugbeil
Immer obenauf mit den
Rhythmen der Natur
Bio-Topping
Das gesunde Lebensprogramm
für jeden Tag und für das
ganze Jahr

Jutta Poschet/Dr. med. Jürgen
K. Juchheim
Allergie
Schritt für Schritt aus der Aller-
gie mit dem neuen biologi-
schen Programm

Jutta Poschet/Dr. med. Jürgen
K. Juchheim
Immun-Diät
Das Erfolgskonzept zur Stär-
kung des Immunsystems

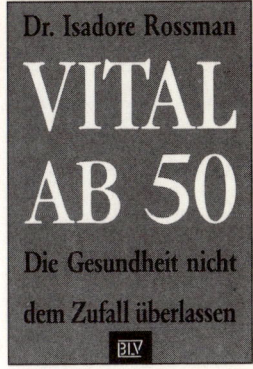

Dr. Isadore Rossman
Vital ab 50
Die Gesundheit nicht dem
Zufall überlassen

Dr. Eli M. Roth/
Sandra Streicher
**Gesundheitsrisiko
Cholesterin**
Durch bewußte Ernährung
Herzinfarkt und Arteriosklerose
vorbeugen. Mit Tabellen zum
Cholesterin-, Fett- und Energie-
gehalt

Dr. Scott Grundy/
Dr. Mary Winston
Die Anti-Cholesterin-Diät
Das 1. Buch mit den lebens-
wichtigen Angaben zu allen
Fettsäuren bei jedem Rezept

Genell Subak-Sharpe
Asthma
Ganzheitliche Therapie für
Asthmakranke und Rat für
ihre Angehörigen

Timothy Tung
Wushu
Das chinesische Ganzheits-
programm für Gesundheit und
Wohlbefinden

Elisabeth Vogt/Gisela Schlieper
Neurodermitis
Psyche, Ernährung, Haut-
kosmetik

Freizeit sportlich gestalten

BLV Sportbücher

Andrejtschitsch/Kallée/
Schmidt
Skateboarding Know-how

Andreas Barton
**So verbessert man sein
Segelboot**

Gerhard Bauer
Lehrbuch Fußball

Baumann/Zieschang
Praxis des Sports

Irving Tom Burgess
Die praktische Knoten-Fibel

Peter Chamberlain
Lehrbuch Golf

Ellen Coleman
**Richtige Ernährung für alle
Ausdauersportler**

Dr. Kenneth H. Cooper
**Bewegungstraining
ohne Angst**

Roland Denk
Handbuch Segeln

Roland Denk
**Segeln lernen
in Frage und Antwort**

Deutscher Tennis Bund
Lehrbuch Tennis

Peter Dobereiner
**Die Tricks der Golf-
Professionals**

Dr. James Gavin
Welcher Sport für wen?

Erwin Glock/Heinz Mertel
Pistolenschießen 2

Vivian Grisogono
**Sportverletzungen erkennen
und behandeln**

Grosser/Müller
Power-Stretch

Peter Gruber
Gleitschirmfliegen

Robert Haas
Die Dr. Haas Leistungsdiät

Haymann/Meseck
Lehrbuch Squash

Haymann/Meseck
Spaß am Squash

Frans Hoek
Torwarttraining

Armgard Kästel
**Spielgymnastik
für Mutter und Kind**

Bernd Klingner
Lehrbuch Gewehrschießen

Peter Konopka
Radsport

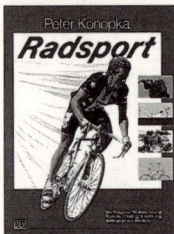

Peter Konopka
Spaß am Bike

Otti Krempel
Fitness über Fünfzig

Greg LeMond
**Greg LeMond's
Rennrad-Werkstatt**

Dr. James E. Loehr
**Persönliche Bestform
durch Mentaltraining**

James E. Loehr
Tennis im Kopf

Eva-Maria Meißenberg
**Abschlagen. Weiterspielen.
Einlochen.**

Chris Mijnsbergen
Besser Bowling

Greg Norman/Georg Peper
Top Golf mit Greg Norman

Brian Phipps
Cat Know-how

Robert van der Plas
Mountain-Bike Know-how

Robert van der Plas
Mountain-Bike-Praxis

Kay Porter/Judy Foster
Mentales Training

Preibsch/Reichardt
Schongymnastik

Helmut Reichardt
**Schongymnastik bei
Rückenbeschwerden**

Hans H. Rhyner
**Gesund und schön
durch Yoga**

Bobby Schenk
Fahrtensegeln

Peter Scholl
Tennis ist toll

Sehling/Pollert/Hackfort
Doping im Sport

Herman Seidl
Mountain-Bike-Technik

Hans-Christian Smolik
Rund ums Rennrad

Sternad/Bozdech
Spaß mit Stretching

Dagmar Sternad
Tag für Tag topfit

von Stritzky/de Pree
Paddel-Handbuch

Der Tennistrainer

Peter Terry
Mental zum Sieg

Der Volleyballtrainer

Wessinghage
Laufen

Reihe BLV Sport

Roland Denk
Neue Segelschule

Engelhardt/Kremer
Triathlon perfekt

Jan Gorski/Ulrich Krieter
Volleyball

Ernstfried Prade
Windsurfen perfekt

Dave Saunders
Sporttauchen

Dagmar Sternad
Gymnastik

**Dies ist nur eine Auswahl
aus über 210 Titeln zum
Thema**

In unserem Verlagsprogramm finden Sie Bücher zu folgenden Sachgebieten:

Garten und Zimmerpflanzen • Natur • Angeln, Jagd,
Waffen • Pferde und Reiten • Sport und Fitness •
Reise und Abenteuer • Wandern und Alpinismus •
Auto und Motorrad • Essen und Trinken • Gesundheit

BLV

Wünschen Sie Informationen, so schreiben Sie bitte an:

BLV Verlagsgesellschaft mbH • Postfach 40 03 20 • 8000 München 40